ACCIDENTS

DE

LA LITHIASE BILIAIRE

PAR

Le Dr A. MOSSÉ
Ancien interne des hôpitaux de Paris,
Lauréat de la Faculté de Montpellier (Méd. d'argent).

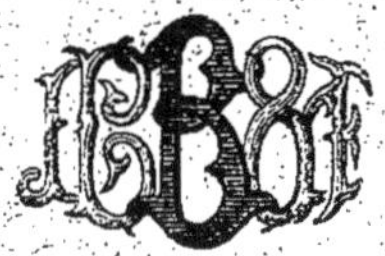

PARIS
LIBRAIRIE J.-B. BAILLIÈRE ET FILS
RUE HAUTEFEUILLE 19, PRÈS LE BOULEVARD SAINT-GERMAIN

1880

ACCIDENTS

DE LA LITHIASE BILIAIRE

ACCIDENTS

DE

LA LITHIASE BILIAIRE

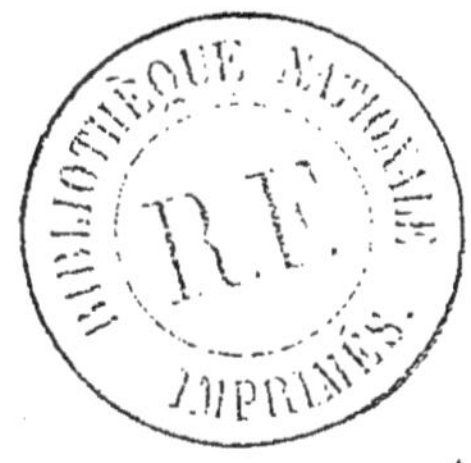

PAR

A. MOSSÉ

Ancien interne des hôpitaux de Paris,
Lauréat de la Faculté de Montpellier (Méd. d'argent).

PARIS
LIBRAIRIE J.-B. BAILLIÈRE ET FILS
RUE HAUTEFEUILLE, 19

1880

ACCIDENTS

DE LA

LITHIASE BILIAIRE

INTRODUCTION.

DIVISION DU SUJET.

Les concrétions biliaires peuvent trahir leur présence ou leur migration dans l'organisme par des manifestations cliniques variables désignées sous le nom *d'accidents de la lithiase biliaire*. Cette expression comprend donc tous les phénomènes morbides dus à la lithiase biliaire et non point seulement ses complications.

La production de calculs biliaires est une des lésions les plus communes de l'espèce humaine, nous dit Cruveilhier, mais le plus souvent, ajoute-t-il, ils ne sont reconnus qu'à l'autopsie. S'il en est ainsi, pour un grand nombre des malades de la Salpêtrière, où observait ce grand médecin (et encore M. le professeur Charcot (1) fait-il des réserves sur ce point), en règle générale il n'en est plus de même chez l'adulte. Chez lui, plus encore que chez le vieillard, on peut dire que la lithiase biliaire engendre « toute une iliade de maux. »

En effet, si dans bien des cas le calcul ne trahit sa présence dans l'économie par aucun signe capable d'appeler l'attention, dans d'autres, au contraire, il devient la cause

(1) Leçons sur les maladies du foie. 1877, pp. 117-118, loc. cit.

d'accidents plus ou moins graves, pouvant même entraîner la mort.

La colique hépatique est l'accident vulgaire, on pourrait presque dire l'accident normal de la lithiase biliaire ; c'est elle qui traduit l'effort de l'organisme pour expulser le corps étranger, à travers les voies naturelles. Cette migration, déjà si douloureuse dans la grande majorité des cas, quand elle s'opère régulièrement, peut être entravée dans son cours ou subir des péripéties qui, toutes, entraînent avec elles quelques dangers.

Ainsi, quand le calcul engagé dans les voies biliaires, s'arrête avant d'avoir franchi l'ampoule de Vater, il constitue un obstacle à l'écoulement de la bile dans le duodenum, et si l'enclavement persiste, il entraîne toutes les conséquences anatomiques et fonctionnelles de l'ictère chronique par obstruction (dilatation des canaux, rétention de la bile, cirrhose biliaire, angiocholite suppurée) dont l'aboutissant commun est l'ictère grave. D'autres fois, le calcul trop volumineux pour s'engager dans les voies naturelles, irrite par son contact les parois qui le contiennent, les altère et finit par s'échapper à travers cette voie anormalement creusée : tantôt il tombe dans le péritoine et devient la cause d'une péritonite rapidement mortelle, tantôt, grâce à l'existence de fausses membranes antérieurement formées, le calcul marche lentement vers le tube digestif, dans lequel il pénètre ayant ainsi créé une fistule bi-muqueuse, ou vers la peau qu'il finit par perforer.

Les calculs volumineux qui pénètrent dans l'intestin par cette voie anormale, donnent lieu, bien plus souvent que ceux qui y sont arrivés par le cholédoque à des accidents d'obstruction intestinale.

Enfin il est encore un accident grave de la cholélithiase, la pyléphlébite, que le calcul peut provoquer soit directement en perforant ses parois, soit indirectement par influence de voisinage. Dans les deux cas la mort peut arriver, par le fait de l'infection purulente consécutive, plus rarement par hémorrhagie.

D'après ce qui précède, on a maintenant une idée générale des accidents de la lithiase biliaire. On voit combien ils sont complexes et nombreux, et cependant nous n'avons pas indiqué l'influence des réflexes exagérés ou anormaux survenant dans le cours de la colique hépatique. Ces complications de la crise douloureuse n'ont pas été jusqu'à ce jour, du moins à notre connaissance, l'objet d'une étude d'ensemble, aussi leur réserverons-nous une description détaillée.

Pour exposer isolément l'histoire des accidents de la cholélithiase, nous suivrons à l'exemple de M. le professeur Charcot la marche habituelle des calculs.

I. — Migration du calcul par les voies naturelles.
Coliquehépatique et ses complications.
II. — Arrêt du calcul. — Rétention biliaire.
Lésions canaliculaires ; lésions parenchymateuses.
III. — Migration par les voies anormales.
Ruptures. — Perforations. — Fistules.

Enfin un dernier chapitre sera réservé au traitement.

Avant de commencer cette étude, il était bon de montrer que les accidents dus à la présence de calculs dans les voies biliaires, sont absolument comparables à ceux qui traduisent la présence d'un corps étranger dans les canaux excréteurs des autres parenchymes. Nous avons donc exposé rapidement le mécanisme de leur production.

PHYSIOLOGIE PATHOLOGIQUE GÉNÉRALE.

Un corps étranger se développe ou bien est introduit accidentellement dans un canal excréteur à parois musculaires revêtues d'une muqueuse riche en vaisseaux et en nerfs, quels sont les phénomènes qui vont se succéder ? Il est facile de les prévoir à l'avance. Ce corps étranger, le calcul, pour prendre l'exemple qui nous convient le mieux, pourra être toléré pendant un temps plus ou moins long, mais l'organisme cherchera enfin à se débarrasser de cet irritant ; le calcul sera expulsé.

Sa migration l'amènera au contact de parties qui, n'y étant point habituées, réagiront en déterminant une série d'accidents divers, mais toujours du même ordre et qui peuvent être ramenés à la classification suivante :

1° *Irritation des nerfs de la muqueuse.*—Elle entraîne une douleur locale plus ou moins vive suivant la richesse du plexus nerveux. La douleur occasionne un spasme réflexe d'autant plus énergique que la musculature des canaux est plus prononcée. La contracture ainsi déterminée peut, si elle est trop forte, diminuer assez le calibre du canal pour empêcher la progression du calcul.

L'irritation des filets nerveux peut retentir à distance par voie réflexe sur des organes en connexion avec le point lésé. C'est ainsi que les douleurs s'irradient plus ou moins loin, et que par l'intermédiaire du bulbe ou du grand sympathique les autres viscères et même le système musculaire général deviennent le siège de phénomènes pathologiques (vomissements, palpitations, troubles du pouls, de la respiration, convulsions). Ceux-ci, sont d'autant plus marqués que l'excitation locale est plus grande, ou l'excitabilité du sujet plus vive.

2° *Fluxion irritative.* Celle-ci peut être locale et passagère si la cause qui la produit disparaît, mais si elle ne cesse pas bientôt ou si elle se reproduit souvent, la simple fluxion irritative est dépassée : il se développe une congestion chronique et à un degré plus élevé encore une manifestation franchement inflammatoire qui limitée d'abord aux canaux s'étend bientôt au parenchyme lui-même.

3° *Obstruction du conduit.* Si elle dure peu, l'entrave momentanée apportée à la circulation dans le conduit excréteur n'est suivie que de troubles peu marqués et également transitoires. Il n'en est plus de même, si elle devient définitive. Alors surviennent des troubles mécaniques dus à la rétention du liquide, et des lésions inflammatoires dues à l'irritation persistante causée par le corps étranger. Dilatation en amont, rétraction, diminution de calibre en aval, modifications dans la structure ; inflammation chronique, épaississement ; enfin ulcération et rupture des conduits avec toutes leurs conséquences possibles suivant les organes dans lesquels elles se font jour.

Toutes ces lésions ne vont pas, on le comprend, sans entraîner des troubles généraux et des désordres de la nutrition. Ceux-ci tiennent à plusieurs causes, mais ils varient naturellement suivant la nature de l'organe fonctionnellement supprimé, par l'obstruction de son canal excréteur.

Il serait trop facile de prendre l'exemple d'une concrétion urinaire et de montrer comment se reproduisent et s'enchainent, dans un ordre absolument analogue, à celui que nous avons exposé dans le chapitre précédent, les troubles anatomiques et fonctionnels dus à sa migration normale ou anormale ; ce sont là des faits d'observation journalière et sur lesquels il est inutile d'insister.

On voit donc par l'analyse des phénomènes que nous venons d'exposer que les accidents de la lithiase biliaire, s'ils constituent un ensemble complexe, n'en rentrent pas moins dans un cadre où il devient facile de les classer et de se rendre compte de leur pathogénie.

Nous n'avons pas cru nécessaire d'exposer ici la disposition anatomique du système biliaire, ni ses rapports avec le parenchyme hépatique, les vaisseaux, le péritoine, l'intestin, et les parois abdominales(1) ; nous les supposerons connus et c'est à eux que nous aurons recours pour chercher l'explication des diverses modalités cliniques et anatomo-pathologique, qui spécialisent l'histoire des calculs dans les voies biliaires.

Mais ce n'est pas tout, en dehors de ces données de physiologie pathologique générale, nous devons nous souvenir, que le foie a des fonctions spéciales très importantes : Quelques unes sont déjà bien connues, d'autres encore à l'étude, et dont l'importance parait être très grande aussi au point de vue de la nutrition générale.

Si le foie souffre, par le fait de la lithiase biliaire, si cette souffrance simplement fonctionnelle dans le début est ensuite remplacée par une lésion anatomique progressivement constituée, on verra fatalement survenir des troubles de nutrition complexes qui finissent par entraîner la mort, si l'on ne parvient à faire cesser l'obstruction, cause première de tous les accidents. Ainsi s'expliquent les exemples nombreux où la cachexie biliaire, établie sans avoir provoqué aucun phénomène aigu, excepté quelques frissons, a été ordinairement confondue avec la cachexie carcinomateuse.

APERÇU HISTORIQUE.

Le nombre des travaux écrits sur la lithiase biliaire et sur les accidents qu'elle provoque est si considérable, que nous ne saurions songer à en faire l'historique complet. Nous nous contenterons de montrer seulement les différentes phases par lesquelles a passé la question.

Avant le XVIIe siècle, les calculs sont à peine connus, et l'on ignore les accidents auxquels ils donnent naissance. A partir

(1) Cf. Sappey. Anatomie descriptive, tome IV. — Cruveilhier, tome II, Pour l'histologie et pour l'anatomie topographique médicale. Cf Charcot. Cours de la Faculté.

de cette époque (1) les travaux de Fernel, Glisson, Hoffmann, Haller, Van-Swieten, Morgagni et Wintrigham (2) contribuent à faire connaître quelques-uns des accidents de la migration des calculs, et J.-L. Petit (1743) publie sur la tumeur due à la rétention biliaire, une étude à laquelle les travaux modernes n'ont pu rien ajouter. Au commencement du siècle, Pujol, de Castres (3), décrit avec une précision et un sens clinique remarquables les symptômes de la colique hépatique, et tout en admettant la colique hépatique non calculeuse, déclare que sur « 40 malades c'est à peine s'il s'en trouve un dont la maladie reconnaisse une autre cause que ces concrétions.» Trente ans plus tard Chomel et Beau retournaient la proposition en soutenant que sur 30 à 40 cas de colique hépatique, c'est à peine s'il s'en trouve un dans lequel l'examen des selles permette de reconnaître l'existence de cholélithes (4).

Tandis que cette manière de voir comptait quelques partisans illustres en France (Rostan, Cruveilhier, Andral), malgré le traité de Bouisson (5) et les ouvrages de Fauconneau-Dufresne (6) où la cholélithiase avait été remarquablement étudiée au point de vue anatomique et clinique, les travaux de Williams (7), Budd (8) en Angleterre contribuaient à faire connaître, non-seulement l'accident principal de la lithiase biliaire, mais encore commençaient à indiquer quelques-unes des lésions histologiques auxquelles peuvent donner lieu la rétention biliaire et l'ictère chronique.

(1) Cf. Comp. de méd. bibliogr. I, p. 563 et mémoire de Pujol.

(2) Notationes in Mead. monita, cité par Pujol.

(3) Mémoire sur la colique hépatique in Œuvres complètes de Pujol. Paris, 1823.

(4) Arch. de méd. 1851, vol. XXV.

(5) De la bile, de ses variétés physiologiques et de ses altérations morbides (1843).

(6) Revue méd., 1841 ; Acad. de méd., Mém. La bile et ses maladies, 1846 ; Traité de l'affection calculeuse du foie, 1851.

(7) Guy's-Hospital Reports 1843. (Rapporté in Budd, 3e éd., p. 216 1857).

(8) Diseases of liver, 1re éd., 1845.

Cependant une réaction devait se produire contre les idées de Beau et aujourd'hui, après le mémoire partout cité du Dr Wolff (1), en Allemagne, après les travaux de Monneret (2), Charcot (3) en France, de Murchison (4), en Angleterre, on admet que l'opinion exprimée par Pujol se rapproche beaucoup de la vérité et que la colique hépatique est, dans l'immense majorité des cas, la révélation clinique vulgaire du passage des cholélithes à travers les voies naturelles.

Dans cette nouvelle période, non-seulement les symptômes cliniques sont mieux analysés, mais encore l'histologie et la physiologie pathologique interviennent pour montrer comment se suivent et s'enchaînent les autres accidents de la colique hépatique qui jusque-là n'avaient été connus, que par les lésions macroscopiques qu'on pouvait constater à l'amphithéâtre. A cette période appartiennent les travaux de M. Charcot et de ses élèves, Magnin, Gombault, en France ; de Legg, en Angleterre ; de Bamberger, Leyden, Virchow, Frerichs, en Allemagne ; de Foa et Salvioli, en Italie. Nous aurons occasion d'y insister quand nous étudierons l'ictère chronique. Enfin, il est un dernier accident, de la lithiase, signalé depuis bien longtemps (4) par tous les auteurs (J.-L. Petit, Sœmmering, Senac, Pemberton) qui se sont occupés des accidents de la lithiase, mais qui a été étudié avec beaucoup plus d'attention dans ces derniers temps à cause de nouvelles théories sur les fonctions du foie. Nous voulons parler de la fièvre intermittente hépatique.

En résumé si les progrès faits dans l'étude de la lithiase biliaire ne marchent pas toujours d'un pas égal, il est possible de reconnaître que leur histoire comprend trois périodes distinctes : la première, dans laquelle on voit bien ce qui est visible à l'œil nu, et pour laquelle nous avons à citer

(1) Compendium. Path. interne, tome I, 1864.

(2) Maladies des vieillards. — Leçons sur les maladies du foie (1876).

(3) Leçons sur les maladies du foie. 2e éd., trad. J. Cyr.

(4) Beitrage zur symptomat. und diagnostik der Gallensteine. Virchow's, Archiv., 181.

surtout les noms de J.-L. Petit et de Cruveilhier ; la deuxième dans laquelle le microscope intervient et donne déjà la raison de troubles jusque là mal compris ; enfin une troisième absolument récente, dans laquelle la physiologie expérimentale parvient à reproduire les lésions canaliculaires et parenchymateuses de l'obstruction calculeuse. Mais, ainsi que nous l'avons annoncé plus haut, nous aurons l'occasion de revenir sur ce très rapide historique, quand nous nous occuperons des accidents de la cholélithiase, que nous allons immédiatement aborder, en commençant par les plus simples.

MIGRATION NORMALE DU CALCUL.

COLIQUE HÉPATIQUE.

La colique hépatique est la crise douloureuse qui traduit la présence ou la migration d'un calcul dans les voies biliaires.

Elle a été bien décrite par beaucoup d'auteurs. On trouvera particulièrement dans les mémoires ou traités de Pujol, Fauconneau-Dufresne, Trousseau, Murchison, Charcot, Sénac (1), de remarquables descriptions qui seront consultées avec grand intérêt ; elles nous épargneront d'insister sur tous les points avec un soin égal ; mais avant de commencer, il est nécessaire de répéter encore une fois, que les symptômes n'offrent pas toujours un caractère bien tranché, et que, entre l'accès franc, complet, celui qu'on pourrait appeler l'*accès type* et les accès frustes ou larvés on peut rencontrer tous les intermédiaires.

La colique hépatique s'observe plus souvent chez la femme que chez l'homme. Elle a son maximum de fréquence de 25 à

(1) Du traitement des coliques hépatiques (1870).

45 ans. Ce fait paraît tout d'abord en contradiction avec l'extrême fréquence de la lithiase biliaire constatée dans les autopsies des vieillards et en particulier dans celles de la Salpêtrière, mais il trouve son explication dans quelques particularités sur lesquelles nous aurons l'occasion de revenir.

Dans l'immense majorité des cas, la colique hépatique se montre « lorsque la vésicule chargée de concrétions venant à se contracter efficacement sur elles, les pousse dans le conduit cystique et tend à les faire marcher vers le tube intestinal. Le chemin est long et étroit et ce travail ne peut se faire qu'avec du temps et beaucoup de souffrance. » (Pujol.)

Elle peut éclater subitement sans cause connue ; la grossesse et l'époque des règles ont dans plusieurs cas déterminé son apparition d'une manière presque périodique. Parfois elle se montre à la suite d'un effort musculaire, d'une vive émotion morale ; plus souvent encore elle survient quelques heures après le repas au moment où la vésicule « par une sorte d'éjaculation » projette la bile dans l'intestin. La douleur peut acquérir un très haut degré d'intensité ; elle occupe surtout l'épigastre (*point épigastrique*) et l'hypochondre droit (*point cystique*), par exception, l'hypochondre gauche, s'irradie dans toutes les directions (1), principalement en haut dans l'épaule droite (*point scapulaire*) et parfois dans le bras correspondant. Les douleurs deviennent parfois atroces. On voit alors les malheureux patients prendre les positions les plus variables pour atténuer leur torture.

Il n'est pas rare qu'*un frisson* se montre à ce moment avec une intensité très grande ; parfois il constitue le phénomène initial et précède la douleur.

(1) Murchison conteste l'opinion de Trousseau qui d'ailleurs lui est commune avec beaucoup d'autres auteurs et d'après laquelle les douleurs s'irradient aussi par en bas. Durand-Fardel est peu disposé à les admettre ces irradiations. Les auteurs du Dictionnaire encyclopédique en ont observé un cas bien net.

En même temps existent des nausées, des vomissements, surtout quand la colique survient pendant la période de digestion : alimentaires d'abord et souvent muqueux, exceptionnellement sanguinolents, ils peuvent être constitués par de la bile pure quand le canal cholédoque n'est pas entièrement obstrué. Dans quelques cas l'intolérance de l'estomac est telle qu'on les voit se reproduire dès que l'on tente de faire prendre quelque médicament, la moindre boisson au malade. D'ordinaire il existe de la constipation, quelquefois de la diarrhée; dans ce dernier cas, comme les selles ne sont pas colorées, comme il peut y avoir quelques secousses musculaires et même un sentiment de refroidissement des extrémités, la crise de colique hépatique peut faire redouter au malade et à son entourage l'invasion d'une attaque de choléra (obs. I et II, th. Magnin), mais l'erreur n'est pas de longue durée.

Si on examine le malade pendant ce paroxysme on trouve le ventre tendu, douloureux, surtout dans la région de la vésicule ; le foie est ordinairement augmenté de volume. La palpation augmente la douleur. Quelquefois elle a permis d'obtenir une sensation spéciale due à la collision des calculs; le bruit ainsi produit a été comparé par J.-L. Petit à celui que produisent des noix dans un sac à moitié vide; comme il est d'ordinaire fort peu marqué quand il existe, ce qui est rare, quelques auteurs ont conseillé de le rechercher avec le stéthoscope. Ce moyen ne peut être employé que quand la douleur n'est pas trop forte, car au moment de la crise la moindre pression peut être intolérable. Pujol attachait une extrême importance à la douleur réveillée par la simple pression du doigt au niveau de la vésicule.

Phénomène nerveux.— Chez les sujets très excitables, au lieu de simples mouvements réflexes habituels on a pu voir survenir des convulsions hystériformes ou même épileptiformes.

Le Dr Bax de Corbie, ancien interne des hôpitaux de Paris, vient d'en publier deux cas (comm. à la Soc. méd. de Reims in *Union médicale du Nord-Est*, 30 novembre 1879), dont l'un surtout est intéressant. Une femme enceinte de sept mois est prise, à la suite d'une douleur dans le côté droit, de vomissements bilieux, puis survient une crise éclamptiforme suivie d'un stertor peu prononcé ; on aurait pu croire à une attaque d'éclampsie. L'urine examinée ne contenait pas d'albumine ; le lendemain légère teinte subictérique et évacuation de graviers dans les garde-robes.

On cite partout les quatre cas d'hémi-convulsions observés par Duparcque (*Revue médicale* 1844), nous serons très réservé à ce sujet. Ce sont là des faits exceptionnels qui n'ont plus été observés depuis cette époque.

Il peut aussi exister des troubles de la *sensibilité* pendant la crise ou après sa disparition. On trouve peu de renseignements, à ce sujet, dans les auteurs. Trousseau, chez une malade qu'il voyait avec M. Peter, a constaté une hyperesthésie généralisée à tout le corps, avec maximum dans le tronc et les membres supérieurs. Fabre signale un cas « où des troubles variés de la sensibilité dans le tronc et les membres inférieurs avaient fait diagnostiquer une affection de la moelle. » L'analyse des urines, la teinte subictérique, la sensibilité de la vésicule à la pression permirent de rectifier ce diagnostic.

Phénomènes généraux. — La colique très intense peut donner lieu à des palpitations violentes, à des congestions cérébrales (Frerichs). Un certain degré d'oppression l'accompagne fréquemment ; on peut même voir survenir dans des circonstances plus rares des phénomènes d'asystolie par insuffisance tricuspide temporaire. La circulation générale dans la grande majorité des cas demeure à peu près étrangère au désordre ; d'après tous les auteurs le pouls est petit, mais les avis sont loin d'être unanimes au sujet de la fréquence des pulsations : (normale, Frerichs ; diminuée, Pemberton, Wolff, Budd ; augmentée, Fauconneau-Dufresne).

Pendant l'accès, généralement la température centrale ne

varie pas; dans les cas seulement où survient un frisson l'on peut voir monter le thermomètre à 40°, 40°,5 et même au delà.

Les téguments conservent d'ordinaire leur coloration normale pendant la durée de l'attaque, dans quelques circonstances la teinte ictérique se montre peu après le début des accidents et augmente avec eux.

Tels sont les principaux phénomènes de la colique hépatique, mais l'importance symptomatique de la température et de l'ictère exige que nous accordions à ces deux signes morbides une description plus détaillée.

Température. — « L'apyrexie est la règle dans la colique hépatique, » c'est là un fait d'observation générale que tout le monde admet. Cependant au moment où ont été publiées les leçons de M. Charcot, sauf un cas rapporté par ce professeur, on ne possédait pas à cet égard de renseignements thermométriques précis (1). Nous devons à la libéralité de M. le professeur Peter six observations très intéressantes qui nous permettent de répondre à ce desideratum.

En effet, dans plusieurs d'entre elles on a noté avec le plus grand soin, non seulement la température centrale au moment de l'accès, mais encore la *température locale* des hypochondres droit et gauche. Ces faits encore inédits, doivent être bientôt l'objet d'une communication à l'Académie, ils constituent donc un document nouveau et nous nous faisons un devoir de remercier ici, M. le professeur Peter, d'avoir bien voulu en faire profiter ce travail.

Ces observations que nous regrettons de ne pouvoir rapporter in extenso, peuvent être divisées en deux séries: dans la première se rangent les cas simples, ceux où la colique hépatique n'entraîne qu'une simple surélévation de

(1) Charcot, ouvrage cité.

la température locale sans surélévation parallèle de la température générale. L'hyperthermie localisée traduit évidemment la congestion du foie, développée sous l'influence de la douleur ; elle persiste encore après que celle-ci a cessé et disparaît très lentement, ainsi qu'on peut le constater par l'interprétation des chiffres fournis par le thermomètre.

Obs. I. — Femme de 34 ans, entrée à la Pitié avec un léger ictère et de la douleur dans l'hypochondre droit, quelques jours après une crise de colique hépatique. Le foie est encore un peu douloureux mais de volume normal. Entrée le 19 janvier, elle sort guérie le 26 ; l'exploration thermométrique a permis de dresser le tableau suivant (1) :

Dates. Janv. 1878.	Temp. axill.	Temp. hyp. dr.	Temp. hyp. gauche.	
20	37,4	37,1	36,8	
21	37,2	36,2	36,4	Douleur presque entièrement disparue.
22	37°	36,6	36,4	
23	36,8	36,2	36,1	
24	36,4	36°	35,7	
25	36,7	35,8	35,5	

Dans ce cas on voit, il est vrai, les courbes des trois températures diminuer parallèlement, mais on voit aussi, ce qui est très instructif, la surélévation morbide de la température locale de l'hypochondre droit au moment de l'entrée (1°6) dépasser notablement la surélévation axillaire 0,4 et cette différence persister plusieurs jours.

Les observations qui constituent la deuxième catégorie sont bien plus instructives : ici, la *température morbide locale est plus élevée que la température centrale prise le même jour et dans les mêmes conditions.*

Il en était ainsi dans les deux cas suivants :

Obs. II. — V..., couturière, âgée de 49 ans, entrée le 18 juillet 1878 dans le service de M. le professeur Peter. Cette femme se plaint de coliques

(1) Pour que les chiffres que nous plaçons en regard soient bien interprétés, rappelons : 1° qu'ils ont été obtenus au moyen du même thermomètre ; 2° que la température axillaire à l'état normal = 37° ; la température de l'hypochondre droit dans les mêmes conditions = 35,5.

hépatiques pour lesquelles elle a été déjà reçue plusieurs fois dans le service. Depuis six mois elle présente de véritables accès de fièvre intermittente hépatique. Les températures locales ont été prises pendant un de ces accès.

17 juillet. Frisson violent qui dure de 8 heures à 9 heures et demi du matin. En même temps céphalagie plus violente à droite; douleurs dans l'hypochondre droit. Légère teinte subictérique des conjonctives et du visage.

Aussitôt après ce frisson émission d'urine biliphéique. Douleur dans l'hypochondre droit à 10 heures; une heures et demie après le frisson.

	T. Ax.	T. hypoch. dr.
	39,8.	40,2.

Le soir, après application de six ventouses scarifiées sur la région hépatique :

	37,4.	38,2.
18 juillet matin.	36,9.	37,8.
— soir.	37,5.	38,1.
19 — matin.	36,8.	37,3.
20 — matin.	37°.	36,4.

Le 26. Légère expistaxis, démangeaisons. L'ictère n'a pas encore entièrement disparu. La malade sort le 28.

Nous ne commenterons pas cette observation. Le résultat ressort assez net des chiffres mis en regard les uns des autres. Dans une autre observation les faits ont offert le même caractère, mais ont pu être suivis beaucoup plus longtemps.

Obs. III. — Femme de 29 ans; dyspepsie habituelle pendant qu'elle était jeune fille; première attaque de colique hépatique à l'âge de 25 ans, neuf jours après sa première couche; crises très fréquentes depuis cette époque ayant nécessité une première fois l'admission à l'hôpital (avril-mai 1877). Retour assez fréquent des crises coïncidant souvent avec le moment des règles et déterminant, une deuxième fois, la rentrée de la malade à l'hôpital (service de M. le professeur Peter, 30 janvier 1877). Pendant tout le mois de décembre la malade a eu plusieurs accès de colique hépatique et une légère bronchite. Jusqu'au 14 janvier retour assez fréquent de crises; mais à partir de ce moment jusqu'au 23 février, jour où la malade a quitté l'hôpital, on a pris régulièrement chaque jour les températures : 1° dans l'aisselle droite; 2° dans l'hypochondre droit; 3° dans l'hypochondre gauche. Les crises se sont répétées souvent, on a même dû employer le choroforme pour les combattre. Le tracé qui reproduit les trois courbes est extrêmement intéressant et peut être interprété de la façon suivante :

1° D'une manière générale, malgré l'existence de crises très rapprochées et quelquefois très intenses l'apyrexie a été complète depuis le 14 janvier jusqu'au 23 février, sauf : 1° du 1er au 5 février ; 2° du 9 au 11 ; 3° du 19 au 21 du même mois (T. A. plusieurs fois même au-dessous de 37°).

2° *La température de l'hypochondre droit a été régulièrement supérieure* à la température axillaire qui était elle-même supérieure à la température de l'hypochondre gauche.

Cette régularité a été intervertie au moment des deux perturbations signalées plus haut, où la température centrale a dépassé les deux autres, notamment le 1er février où il y a eu des crises très violentes avec frissons et refroidissement des extrémités. Les températures au moment des perturbations ont été les suivantes :

1re *Perturbation* :

	T. ax.	T. hyp. droit.	T. hyp. gauche.
1er février	40,2.	39°.	38,6.
2 —	38,4.	37,8.	37,5.
3 —	38,2.	37,2.	37°.
4 —	38,2.	37,4.	38°.

A partir de ce moment les températures reprennent à peu près exactement leur ordre habituel de superposition.

2e *Perturbation* :

	T. A.	T. hyp. droit.	T. hyp. gauche.
Le 10	37,2.	37,1.	37°.
Le 11	37,4.	37.1.	37,5.

3° *Perturbation* :

	T. A.	T. hyp. droit.	T. hyp. gauche.
20 février.	39,2.	38,2.	37,8.
21 —	38,1.	37,8.	37,5.

Les deux jours suivants apyrexie complète et le 23 le malade demandait sa sortie.

Plusieurs fois les *températures* ont été prises *au moment de l'accès*, l'apyrexie était la règle et la température de l'hypochondre droit était supérieure à la température axillaire :

15 janv.	T. A. 97,6 ;	T. Hyp. D. 38 ;	T. Hyp. G. 37,4 ;
17 janv.	37,2 ;	37,5 ;	36,8 ;

(Accès depuis 6 heures du matin).

19 janv. (crise v.)	37,8,	38,3;	37,7;
29 janv.	37,5;	38,2;	37,8.

Ces résultats concordent très bien entre eux et rendent cette observation précieuse, car la maladie a été suivie avec le plus grand soin et les courbes thermographiques prises pendant plus d'un mois; il est regrettable seulement que dans ce cas on n'ait pas dosé l'urée.

Enfin, dans une troisième observation il s'agit d'une femme âgée de 48 ans, d'aspect cachectique, ayant eu des coliques hépatiques répétées quelques jours encore avant d'entrer à l'hôpital, et qui présentait dans la région hépatique une tumeur prise, par des médecins éclairés, pour une tumeur maligne. Les températures locales très élevées de l'hypochondre droit (38,8, 38,6, 39,2, 39,5, 38,8), dépassant notablement la température axillaire prise du même côté, (de 0,2, 0,4, 0,6 et 0,8, et même un jour de 1° 3 dixièmes) permirent à M. Peter de ramener les assistants au diagnostic de cholécystite, qui fut justifié par la marche des événements. Nous utiliserons ce fait plus tard, quand nous nous occuperons des inflammations des voies biliaires consécutives à l'arrêt des calculs : faisons seulement remarquer que dans les cas précédents les températures locales étaient (sauf exagération temporaire) peu élevées et pouvaient être interprétées comme traduisant la simple hyperémie, ici, au contraire, elles sont très élevées et révèlent l'inflammation véritable. Ainsi ces recherches ont, en outre de leur réel intérêt théorique une grande importance au point de vue séméiologique puisqu'elles ont permis de faire le diagnostic dans un cas très difficile.

Ictère. — L'ictère est considéré comme un phénomène habituel, obligé, pour ainsi dire, dans la colique hépatique. L'existence de ce symptôme est cependant bien variable. Il se montre quelquefois pendant l'accès ou le suit de près, au point d'être très prononcé six à douze heures après le début d'une colique, mais d'ordinaire il ne se développe que le lendemain ou le surlendemain de l'attaque (1). Il peut être généralisé, au contraire ne se traduire que par une légère teinte subictérique de la cornée, enfin faire complètement défaut. M. Vulpian a beaucoup insisté sur ce point (*Cours de la Fac.*, 1874). « Combien de cas de colique hépatique passent inaperçus, dit ce professeur, parce qu'on s'imagine trop facilement que la production d'un ictère plus ou moins prononcé à la suite des douleurs est nécessaire au diagnostic. » L'ictère manquait vingt fois sur les quarante-cinq cas du Dr Wolff, qui presque tous, ont été suivis d'expulsion de cholélithes. A ce sujet, faisons remarquer ici, que d'après les faits rapportés par cet observateur, ce n'est point uniquement du volume ou de la forme des calculs que dépend l'apparition de l'ictère. Nous aurons d'ailleurs l'occasion de revenir sur ce sujet en étudiant la physiologie pathologique de l'accès.

Les urines doivent être examinées avec soin. Elles sont claires, nerveuses, au début de l'attaque, puis elles prennent plus ou moins les caractères de l'urine ictérique. Traitées par l'acide nitrique, elles offrent une teinte verte qui peut déceler le passage du pigment biliaire avant que la coloration soit visible sur les téguments ou dans les culs-de-sac de la conjonctive, où il faut toujours la chercher. Cette réaction de la biliphéïne s'observerait, d'après Durand-Fardel, dans tous les cas, alors même qu'il n'y aurait pas de coloration des téguments, elle serait donc très précieuse pour faire le diagnostic dans les cas douteux.

Après la crise, les urines peuvent devenir plus foncées et contenir une plus grande quantité de pigment biliaire, qui s'élimine progressivement pendant un ou plusieurs jours. Leur coloration varie en général parallèlement avec celle des téguments.

(1) La rapidité avec laquelle se produit l'ictère par rétention, varie avec l'espèce d'animal mis en expérience. Il ne faut que quelques heures chez le chien (trois heures, Audigé) et dix à vingt jours chez le chat (v. Legg). Chez leurs cobayes, dont l'un a vécu vingt-trois jours après la ligature du cholédoque, Charcot et Gombault n'ont jamais pu constater le passage du pigment dans l'urine.

Marche. Durée. Terminaison. — La durée d'une crise aiguë de colique hépatique échappe à toute appréciation exacte ; en effet elle peut disparaître après un temps assez court, après quelques heures, ou bien se prolonger pendant plusieurs jours et même plusieurs semaines. Dans ces cas il y a des périodes d'exacerbation et d'apaisement relatif dans lesquelles la douleur ne se fait plus sentir que d'une manière sourde. En moyenne l'accès dure 6 à 12 heures (Barth et Besnier), mais pendant ce temps les douleurs n'ont pas la même intensité ; on peut à ce point de vue reconnaître une douleur profonde limitée à l'hypochondre, *aching* des Anglais, et une autre paroxystique irradiée dans tous les sens,

Quelques auteurs (Fauconneau-Dufresne, Besnier, Charcot) pensent que le calcul, après s'être engagé dans le canal cholédoque plus large que le cystique, occasionne moins de douleur et qu'il est la cause de nouvelles souffrances au moment où il franchit l'orifice duodenal. Théoriquement cette supposition n'a rien que de plausible et paraît fondée, mais on comprend que la douleur soit surtout en rapport avec le volume du calcul et avec le spasme des canaux. Les cholélithes anguleux, les muriformes qui irritent la muqueuse ou peuvent l'ulcérer, s'accrocher à ses plis par leurs aspérités, sont bien plus à craindre que ceux qui sont unis et arrondis.

La terminaison est souvent brusque, on la compare à celle de la parturition ; on pourrait croire le malade exposé aux plus grands dangers, et tout-à-coup la douleur cesse « comme par enchantement (1) ».

Une sensation particulière accompagne souvent cette brusque disparition de la douleur, le malade la compare à un

(1) Obs. de Segalas. A la suite d'une crise extrêmement douloureuse on craignait une mort prochaine chez un homme de 45 ans, d'une forte constitution. Les médecins étaient en consultation dans une salle voisine quand on vint leur annoncer que les douleurs avaient subitement cessé, le malade reprit sa sérénité accoutumée ; le lendemain expulsion d'une quarantaine de calculs du volume de petits pois. (Fauconneau-Dufresne.)

corps étranger qui tombe dans l'intestin, un ressort qui se détend dans le côté (Dr Macquart in Th. Guilbert, 1838). En général, un sentiment de bien-être succède à cette crise, quelquefois le malade conserve encore quelque temps une tension pénible à l'épigastre ou à l'hypochondre, une courbature générale; d'autres fois c'est un engourdissement du bras droit dans l'épaule, quand les douleurs ont été très vives dans cette région.

La fin de la colique hépatique peut être marquée dans quelques cas par des phénomènes qui ressemblent aux phénomènes critiques: une sueur abondante, d'une odeur désagréable, survient fréquemment à ce moment, elle teint le linge en jaune, bien qu'il n'y ait pas un ictère prononcé (Fauconneau-Dufresne).

Quelquefois on peut noter à ce moment une sorte de débâcle bilieuse; le même phénomène peut se répéter après chaque crise, ainsi que cela avait lieu chez une malade d'Andral, dont l'observation est rapportée par Willemin.

La fin de la crise n'indique pas toujours l'arrivée du calcul dans l'intestin; celui-ci peut s'arrêter dans le canal cystique, retomber dans la vésicule. Dans les cas où il est éliminé régulièrement par les voies naturelles, il peut ne sortir que le lendemain ou plusieurs jours après l'accès, c'est ce qui avait lieu chez une femme dont parle Trousseau (Clin. méd., III); la malade rendait les calculs du troisième au cinquième jour après l'attaque.

Le calcul parvenu dans l'intestin est généralement évacué sans donner lieu à de nouveaux symptômes, toutefois l'expulsion d'une quantité très considérable de graviers (Clin. de Trousseau) a pu occasionner de vives souffrances. Celle d'un cholélithe très volumineux aurait même entraîné « des douleurs analogues à celles de l'accouchement. » (Eulenberg.)

L'examen des matières fécales doit être fait avec le plus grand soin, si on veut être absolument sûr d'y constater la présence des graviers. Malgré le côté répugnant, le meilleur moyen est de les faire passer sous un courant d'eau à travers un linge ou mieux à travers un tamis. Il faut savoir, en effet, que si on se contente de jeter les matières fécales dans l'eau, les calculs ne surnagent pas. Enfin, cette méthode a l'avantage de permettre de recueillir tout ce qui est expulsé, et de constater dans quelques cas qu'il y a eu fragmentation d'un calcul plus ou moins gros, qu'il est possible de reconstituer avec ces débris. M. Charcot en a montré des exemples à son cours pratique; Friedler en a publié un cas très remarquable (Fauconneau-Dufresne, p. 291). Van Swieten a pu observer la même particularité chez sa belle-mère.

Cette fragmentation des calculs qui se fait peut-être spontanément, mais que la contraction musculaire de la vésicule semble pouvoir produire, ainsi que le prouve d'une façon bien évidente le cas de Gerhardt rapporté par M. Charcot (p. 150), nous explique comment de volumineux calculs peuvent déterminer indirectement la colique hépatique, quand ils sont trop gros pour s'engager eux-mêmes dans le canal cystique.

Arrivés dans l'intestin, les cholélithes peuvent donner lieu à des phénomènes d'étranglement, ou bien pénétrant dans le cœcum, devenir l'origine d'une typhlite, d'une pérityphlite. Qu'il nous suffise de mentionner ici ces accidents, qui peuvent s'observer quand le cholélithe s'élimine par les voies naturelles, mais qui sont beaucoup plus fréquents lorsque de gros calculs parviennent dans l'intestin à travers une perforation.

Dans quelques cas exceptionnels, au lieu de suivre cette voie, les calculs ont pu être rendus par les *vomissements*.

Fauconneau-Dufresne n'avait pu en réunir que huit observations (1). Nous y joindrons celles de Jeaffreson et de J. S. Miles, publiées en Angleterre (2), et trois autres cas dont nous devons communication à M. Durand-Fardel. (Com. orale.) M. Cornillon (Progrès méd., 1879), a rapporté

(1) P. 258. Morgagni, Hoffmann, Piron, Portal, Bricheteau, Petit, Bouisson. Le malade de Bricheteau en rendait aussi par l'anus.

(2) Cités par Murchison.

des faits analogues, mais sans donner de chiffre (1). Dans tous ces cas, il faut admettre que les calculs proviennent des voies biliaires. L'opinion de Morgagni, d'après laquelle ils pourraient se former aux dépens de la bile qui séjourne dans l'estomac, ne saurait être acceptée aujourd'hui. Le mécanisme paraît être celui-ci : dans certains cas le cholélithe remonte dans l'estomac en forçant le pylore ; dans d'autres, le calcul, plus volumineux, passe à travers une fistule gastrique qui s'est faite sourdement, comme dans le cas du Dr Jeaffreson (V. fistules biliaires).

La colique hépatique ne se termine pas toujours d'une manière aussi simple. Non seulement il est possible que les accès se reproduisent à des périodes assez rapprochées, pendant plusieurs jours, et laissent le malade dans un profond état d'accablement, mais encore il peut survenir de redoutables complications qui se terminent rapidement par la mort.

Si on en excepte la syncope qui se montre parfois dans une première attaque exceptionnellement douloureuse, et les phénomènes d'étranglement interne, les complications ne surviennent d'ordinaire qu'après des attaques fréquentes et prolongées, souvent même, dans le cours d'un ictère qui date déjà de plusieurs mois, et elles sont, dans ce cas, principalement le fait des lésions anatomiques secondaires.

Mais les complications de la crise proprement dite, son rares et leur mécanisme complexe ; leur description immédiate nous entraînerait trop loin elle nous ferait perdre de vue la colique hépatique simple, celle qui s'observe le plus souvent et dont il faut maintenant compléter l'histoire.

Jusqu'ici en effet, nous avons considéré le cas le plus facile, celui d'un accès franc, complet ; mais les choses sont loin de se passer toujours ainsi en clinique, où les accidents de la lithiase biliaire au lieu d'éclater brusquement sous forme d'un accès aigu, se montrent d'abord (85 fois sur 100, Sénac) sous

(1) Le Musée de l'Ecole de Reims possède un calcul biliaire rendu par les vomissements. (Luton, art. Voies biliaires, in Nouv. Dict. de méd. et chir. pratiques.)

des apparences trompeuses ou atténuées. Comme ils sont souvent la première manifestation morbide de la lithiase et qu'ils précèdent d'ordinaire l'attaque aiguë, quand celle-ci doit se montrer, on leur a donnéle nom de *prodromes.*

Nous décrirons d'abord ces *prodromes,* nous essaierons ensuite de montrer, en étudiant la physiologie pathologique de l'accès, qu'ils ne sont autre chose que les phénomènes atténués, observés dans celui-ci, et, que l'exagération en sens inverse de ces mêmes phénomènes constitue les *complications* mentionnées plus haut comme terminaison possible de l'accès normal ; c'est ainsi que nous serons naturellement ramené à l'étude des complications.

Formes frustes. — Ces prodromes sont parfois très longs ; ils peuvent à eux seuls constituer toute la maladie ou exister pendant plusieurs années avant que se montre une crise aiguë. Dans la statistique de Sénac citée plus haut, 65 malades sur 100 ont accusé des prodromes gastriques ; quelques-uns avaient été traités pendant longtemps pour une gastralgie (20), pour une dyspepsie (19). D'autres ne désignaient leurs souffrances que sous le terme vague de *crampes d'estomac* (26). Il n'est pas douteux que parmi ces accidents quelques-uns ne constituent de vraies attaques légères de colique hépatique : cela paraît absolument évident quand les douleurs ont été accompagnées de vomissements et que l'on a pu ensuite remarquer « une *légère teinte ictérique de la conjonctive et des côtés du nez.* »

Dans d'autres cas, les faits ont un caractère moins net : tantôt, ce sont de simples indigestions ayant une grande facilité à se produire ; tantôt, des tiraillements d'estomac, des digestions pénibles. Parfois l'attention peut être dès le début, attirée sur le foie par des douleurs vagues, sourdes, tensives, occupant isolément l'hypochondre droit et l'épigastre. Elles peuvent se reproduire par accès, mais en général leur cause échappe au médecin ; d'ailleurs, ce mode de début est bien plus rare que le précédent (7 0[0, Senac), et, comme il s'accompagne assez souvent d'un léger degré de congestion reflexe du foie, on prend l'effet pour la cause et on ne songe pas à la lithiase biliaire. Il est fréquent, en effet, de trouver chez un malade, avant la première attaque de colique hépatique à caractères nettement tranchés, le foie augmenté de volume et douloureux à la pression.

Sénac pense même que l'on peut rapporter à cette congestion du foie, analogue pour lui à celle de l'impaludisme, les accidents fébriles intermittents qui précèdent souvent l'attaque franche, et qui, en particulier chez le vieillard, peuvent constituer la seule expression symptomatique de la lithiase biliaire. Ces frissons avaient déjà été signalés par plusieurs auteurs, mais presque tous les regardaient comme un phénomène purement accidentel dont on indiquait parfois la cause probable, mais dont on ne soupçonnait pas toute l'importance. C'est à M. le professeur Charcot que l'on doit d'en avoir mis vigoureusement en relief toute l'importance clinique. Nous reviendrons sur ce sujet quand nous nous occuperons de la fièvre intermittente symptomatique de la lithiase biliaire ; mais disons dès à présent, que chez le même individu il est possible de voir le passage des calculs être marqué par des coliques hépatiques sans frisson, par des coliques avec frisson, enfin par des accès fébriles sans accompagnement de douleur (Charcot).

Les divers accidents que nous venons de passer en revue d'une façon rapide, et qui sont décrits par les auteurs sous le nom de *prodromes*, nous paraissent ne devoir pas garder ce nom. Ce sont de vraies attaques de COLIQUE FRUSTE, dont les traits principaux sont mal accentués, dont plusieurs manquent, mais il est facile de reconnaître que l'accès aigu, franc, quand il survient, ne diffère des accès atténués qui l'ont précédé que par sa plus grande intensité (1). De plus, si,

(1). Pour plus de détails, cf. Sénac, ouvrage cité. Cet auteur indique déjà en principe cette division s'il ne la formule pas nettement; déjà d'ailleurs elle avait été indiquée par quelque autres auteurs. M. Cornillon a insisté récemment (*Progrès méd.*, 1879. *Rapport de la dyspepsie douloureuse avec la lithiase biliaire*) sur ce point, généralement admis aujourd'hui.

comme cela arrive fréquemment, l'on constate chez un malade ayant déjà souffert d'une attaque bien caractérisée, des accidents analogues à ces premiers symptômes qui d'ordinaire n'indiquent pas le diagnostic, on n'hésite pas à reconnaître une colique hépatique légère, incomplète, fruste en un mot ; bien souvent alors, si on examine avec soin les matières fécales, on y trouve de petits calculs, ce qui ne laisse plus de place au doute. Quelques auteurs admettent que dans ces dernières conditions les cholélithes, plus petits ou moins rugueux, passent plus facilement à travers une voie déjà frayée. Quoi qu'il en soit de cette explication, qui peut être vraie dans un certain nombre de cas, il n'en demeure pas moins établi pour nous que toutes les fois qu'on verra un malade se plaindre de gastralgie, de crampes d'estomac, si ces douleurs surviennent surtout trois ou quatre heures après les repas, si chez les femmes (qui en sont principalement atteintes) on les voit coïncider avec le retour des règles, avec les grossesses, le médecin doit recommander aux malades d'examiner pendant plusieurs jours leurs garde-robes, chercher attentivement l'ictère, et analyser les urines. Déjà peut-être ces recherches pourront fournir les éléments d'un diagnostic d'autant plus utile à porter que l'intervention thérapeutique aura beaucoup plus de chances de succès au début qu'elle n'en aura plus tard (1).

Chez les vieillards, un frisson plus ou moins intense, même sans douleur, surtout s'il se reproduit fréquemment le soir, doit amener l'attention du médecin vers le foie.

Si ces phénomènes sur lesquels nous venons d'insister intentionnellement ne méritent pas à proprement parler le nom de *prodromes*, il n'en est plus de même de quelques

(1) Quelquefois chez la femme les troubles nerveux hystériformes et les troubles digestifs que l'on rapporte à cette névrose, sont sous la dépendance de la colique hépatique fruste. Après qu'on a fait le diagnostic exact et institué le traitement, on voit disparaître en même temps, phénomènes nerveux et phénomènes gastriques. (Cf. Vulpian. Clin. de la Charité, 1879.)

autres symptômes. A cette catégorie de faits appartient d'abord la *distension de la vésicule biliaire*, phénomène sur lequel l'attention a été appelée plus spécialement dans ces derniers temps (Willemin (1), Barth et Besnier, Charcot), et qui pourrait être une cause déterminante de l'accès ; sous une influence quelconque se produit une hypersécrétion de bile qui distend la vésicule, celle-ci se contracte vivement et chasse le calcul vers le conduit cystique.

Notons encore quelques autres symptômes prémonitoires de l'accès et qui de même que la distension de la vésicule quand elle existe, constituent de vrais prodromes : ils sont constitués chez les uns par un état *nauséeux*, chez d'autres par du *malaise*, une excitation *nerveuse plus grande*, des *bâillements*, de *petits frissonnements*, un sentiment de mieux être (Durand-Fardel), quelquefois une oppression marquée, souvent une douleur sourde, tensive dans la région de l'hypochondre. En effet si l'attaque aiguë peut quelquefois survenir d'emblée, plus souvent au contraire les accidents 'abord peu marqués n'acquièrent que progressivement leur summum d'intensité.

Les formes frustes et atténuées de la colique hépatique, telles que nous venons de les décrire, ne sont pas la plus simple expression des accidents de la lithiase biliaire. Entre ces attaques si peu marquées, et les cas où la lithiase est absolument silencieuse, on pourrait sans doute ranger ce cas dans lesquels la présence de cholélithes dans les voies biliaires, sans faire naître d'accidents bruyants, donne lieu cependant à quelques troubles légers, accidents minimes, méritant à peine ce nom. Nous avons surtout en vue ces calculs de la vésicule, parfaitement tolérés par l'organisme, mais dont le volume ou le nombre entraînent une douleur locale sourde plus ou moins marquée, un certain degré de gêne et de tension dans l'hypochondre droit.

(1) Des coliques hépatiques et de leur traitement par les eaux de Vichy, 1874, 4e édition.

Fabrice de Hilden (1) et Murchison (2) ont rapporté des exemples de malades chez qui l'existence de cholélithes cystiques ne se traduisait que par la sensation d'un poids qui se déplaçait quand le malade changeait de position, ou qu'il se retournait dans son lit. Dans cet ordre d'idée, nous signalerons encore le cas de Lendorf (3), qui trouva dans une autopsie un calcul cystique pesant 60 gr. (10 cent. de long, 9 de large, 6 d'épaisseur), et qui pendant la vie n'avait donné lieu qu'à une sensation spéciale causée par la palpation. Ce calcul est un des plus volumineux que nous connaissons, on comprend que dans ces conditions les dimensions du cholélithe l'empêchent de s'engager dans le canal cystique et que la contraction de la vésicule, si tant est qu'elle puisse encore se produire, demeure sans efficacité. Ces accidents si peu marqués servent de transition entre les manifestations douloureuses atténuées de la lithiase biliaire, et les formes où cette affection mérite véritablement l'épithète *latente*. Dans celles-ci, non seulement l'existence de cholélithes peut n'être révélée qu'à l'autopsie, mais encore dans quelques circonstances, en particulier chez les gens âgés, il peut être permis de constater dans les garde-robes, la présence de calculs sans que le sujet ait éprouvé le moindre trouble fonctionnel capable de donner l'éveil sur cette migration. Nous n'avons point à nous occuper de ces cas, puisqu'ils ne donnent naissance à aucun accident, mais ils nous conduisent naturellement à rechercher quelles sont les raisons qui rendent le tableau clinique si variable suivant les individus, suivant les âges, et comment la colique hépatique, très bénigne en maintes occasions, entraîne dans d'autres, des complications fatales.

Pour résoudre ces problèmes, il faut d'abord s'être rendu un compte exact du mécanisme des symptômes normalement

(1) Cités par Fauconneau-Dufresne.
(2) Ouvr. cité, p. 493.
(3) Canstatt, 1876, II, p. 213.

liés à la migration naturelle des cholélithes. Les considérations que nous avons exposées dans le chapitre consacré à la physiologie pathologique générale nous dispenseront d'insister longuement sur cette étude.

Nous nous contenterons de montrer d'abord que l'accès normal est la résultante de phénomènes réflexes ayant pour origine l'irritation des conduits biliaires, et que certains phénomènes qui déterminent plus spécialement la production ou le retour des accès n'ont cette influence que parce qu'ils entraînent soit directement, soit indirectement cette irritation ; nous chercherons ensuite à expliquer par l'atténuation ou l'exagération de ces réflexes, ou par leurs irradiations peu habituelles, les accidents légers et les complications fréquentes ou rares de la colique hépatique (lipothymie, syncope, mort subite, pseudo-étranglement interne, frisson nerveux, congestion pulmonaire, dilatation cardiaque droite, paraplégies).

Physiologie pathologique de l'accès. — Pathogénie. — Si on introduit un petit stylet de trousse dans un des gros conduits biliaires d'un chien mis en expérience, l'animal témoigne d'abord une douleur notable, puis le stylet est serré par une constriction du conduit où on l'a engagé, de sorte qu'il faut un léger effort pour retirer cet instrument dont l'introduction s'était faite très facilement (1). Si le stylet était laissé en place plus longtemps, il est possible que l'accumulation de la bile en arrière de l'obstacle, suffit à déterminer un certain degré d'ictère. Douleur due à la présence d'un corps étranger dans les voies cholédoques, contraction réflexe douloureuse de ces conduits, possibilité de la production d'un ictère, n'a-t-on pas ainsi réalisé expérimentalement

(1) Cette expérience d'abord réalisée accidentellement par Muron en 1873, a depuis été reproduite plusieurs fois par MM. Dujardin-Beaumetz, Audigé, Laborde.

chez le chien les symptômes principaux de la colique hépatique chez l'homme ? Cependant pour que la comparaison ait toute sa valeur, une condition est indispensable : il faut que chez l'homme et chez le chien les voies biliaires possèdent une structure très analogue, sinon identique. L'existence de nerfs dans la muqueuse de ces conduits chez l'homme est admise par tous les auteurs, physiologiquement elle n'est que trop prouvée par la douleur dont leur irritation devient la cause : Mais les éléments musculaires qui ont été nettement constatés chez le chien (1), et qui chez les grands animaux peuvent

(1) Nous pensons qu'il peut être intéressant de donner ici un résumé rapide de l'état de la question sur ce point :

Chez les animaux (bœuf, cheval, chien, oiseaux), les parois de la vésicule et des conduits biliaires contiennent dans leur épaisseur une couche des fibres lisses plus ou moins abondantes, admise par tous les anatomistes, et constatée expérimentalement par tous les physiologistes, sauf Magendie cependant qui n'a jamais pu constater la moindre contractilité de ces canaux, quel que fût l'excitant employé. Brucke, Leuret, Lassaigne, Colin les ont démontrées chez les grands mammifères, M. Vulpian a pu les faire constater sur des cobayes et des lapins par ses auditeurs au Muséum (1866), mais déjà les contractions sont bien moins visibles. A la suite d'expériences faites sur des chiens par MM. Dujardin-Beaumetz, Laborde (Bulletin de thérap., 1873 et 1874) et le Dr Audigé (Th. Paris, 1874) ces auteurs avaient cru pouvoir établir que les voies biliaires sont douées de parois très nettement contractiles et d'une muqueuse très sensible, M. le professeur Vulpian a repris cette question (Cours de l'Ecole de méd., 1874), et déclare qu'ayant maintes fois répété ces expériences sur les chiens depuis plus de dix ans, il n'a jamais vu que de bien faibles contractions ; quelquefois même la vésicule a paru ne subir aucune modification sous l'influence de très forts courants d'induction. « En somme, conclut M. Vulpian, les expériences de M. Laborde à ce point de vue me paraissent loin d'être décisives et vous pouvez continuer à admettre que la contractilité des voies biliaires est très faible chez le chien ». On voit donc que ce professeur sans nier l'existence d'un fait qu'il avait pu constater par lui-même bien des fois, diminuait l'importance de ceux apportés par M. Laborde. Devant cette divergence d'opinions, nous avions espéré pouvoir faire quelques expériences, et rapporter leur résultat dans ce travail. Le temps et diverses circonstances indépendantes de notre volonté ne nous l'ont pas permis. Nous avons dû, par suite, nous contenter de résumer l'état de la question, d'après les derniers travaux des physiologistes. Remarquons cependant qu'il ne serait possible de conclure du

arriver à constituer une vraie couche musculaire, existent-ils chez l'homme en quantité suffisante pour que leur contractilité joue un rôle efficace dans la pathogénie de la colique hépatique ? Disons tout de suite que l'électrisation de ces conduits, faite immédiatement après la mort chez des suppliciés, a donné des résultats contradictoires, à Henle d'une part, à Dittrich, Gerlach (1), Hertz d'autre part. Si l'occasion se présente rarement de constater, dans les mêmes circonstances, les faits avancés par ces auteurs, il n'en est plus de même pour la vérification anatomique de la structure des conduits biliaires, qui peut nous amener au même résultat, En effet, la contractilité ne peut exister nettement sans qu'il existe une musculature capable de la produire et d'être nettement reconnue au moins par l'examen histologique. On est ainsi conduit à vérifier avec le plus grand soin la structure de ces conduits. Déjà M. Grancher chez un homme de 54 ans n'avait trouvé que quelques rares fibres-cellules dans les parois des gros conduits biliaires, tandis que M. Renaut les avait trouvées plus abondantes chez un homme plus jeune. M. Legros les a constatées également. Enfin MM. Charcot et Pitres (2) ont trouvé ces fibres lisses plus abondantes et plus nombreuses chez un sujet de 30 ans et chez un autre de 10 ans que chez des vieillards, où il n'était plus guère possible de les reconnaître. Cependant ces fibres même chez l'adulte ne formeraient qu'une couche longitudinale et d'après tous les histologistes, aujourd'hui il faudrait adopter une opinion intermédiaire entre celle de quelques

chien à l'homme, que si les conduits biliaires avaient chez tous les deux la même structure. Or chez le chien la musculature paraît être beaucoup plus caractérisée, (Bul. de thér., 1873). Une question plus importante à résoudre dans l'espèce est celle de la structure des parois des canaux biliaires chez l'homme, aux différents âges, afin de savoir si la différence dans la physionomie clinique des accès tient à une modification de structure. Nous avons indiqué dans le texte les résultats des investigations antérieures ainsi que celui de nos recherches sur ce point.

(1) Cités par Charcot.

(2) Ouvrage cité p. 143.

anatomistes qui admettent une couche musculaire assez complexe (Sappey) et celle des autres qui étaient portés à la regarder comme très problématique au delà de la vésicule et du canal cystique (Robin, Henle, Kölliker, Frey, Virchow), régions où l'existence de fibres musculaires était moins contestée.

Nous avons, à notre tour, entrepris quelques recherches ayant pour objet principalement la musculature des gros canaux biliaires chez l'enfant, moins étudiée, croyons-nous, que celle des canaux de l'adulte. Notre collègue et ami M. H. Martin a bien voulu nous aider dans ces investigations, et grâce à son extrême et constante obligeance, nous avons pu constater sur ses préparations faites à notre demande les particularités suivantes. Le canal cystique chez l'enfant ne contient que de rares fibres musculaires. Elles sont disséminées dans la paroi, mais il est peu probable que ces éléments arrivent à former chez l'adulte par leur développement une vraie couche musculaire. Ces fibres pâles, peu visibles d'abord, deviennent beaucoup plus apparentes quand on traite par l'acide acétique. Ce résultat est confirmatif de ceux obtenus par MM. Renaut, Charcot, Pitres, Grancher. Il n'en est plus tout à fait de même des résultats fournis par l'examen du canal cholédoque. La musculature de ce conduit est de beaucoup plus riche que celle des autres canaux, mais les fibres musculaires ne sont pas disposées dans un ordre constant, du moins il en était bien évidemment ainsi dans les cas que nous avons examinés.

Sur la première préparation obtenue (enfant de 3 mois), il existe manifestement une vraie tunique musculeuse, formée par deux plans de fibres, l'un interne formé de fibres longitudinales sous-muqueuses, l'autre externe, circulaire et formant sur une coupe transversale un anneau plus épais que le précédent. En dehors de celle-ci vient la couche conjonctive externe.

Sur deux autres sujets âgés, l'un de 6 mois, l'autre de 5 ans, les fibres musculaires, très visibles et bien plus abondantes que dans le canal cystique, au lieu d'être réunies en couches distinctes comme dans le cas précédent, sont disséminées irrégulièrement en faisceaux de nombre et de volume variables, quelques-uns très-considérables : les fibres transversales sont de beaucoup plus rares ; chez le sujet âgé de 5 mois, elles forment cependant sur une coupe transversale, une mince traînée étendue à presque tout le canal, mais qui n'est pas comparable à l'anneau signalé dans le premier cas.

(Les coupes ont été contrôlées par M. Malassez qui avait déjà donné d'utiles conseils pour leur préparation : qu'il nous permette de lui adresser ici nos sincères remerciements.)

Cette disposition, nous fait bien comprendre pourquoi dans les faits pathologiques c'est sur le cholédoque que l'on trouve surtout les fibres musculaires hypertrophiées (Bouisson, Raynaud et Sabourin).

Au point de vue théorique et pratique, ces notions d'anatomie normale sont importantes à connaître. En effet, si l'irritation et la turgescence de la muqueuse causées par le passage du calcul est le premier élément dont on doit tenir compte pour expliquer la pathogénie de l'accès, la présence de fibres musculaires rend bien probable l'intervention du spasme dans la crise douloureuse. Celui-ci varie en raison directe de l'importance de la couche musculaire qui est plus ou moins marquée suivant les individus et suivant les âges. Quand la couche musculeuse existe réellement, la douleur entraîne un spasme réflexe qui immobilise le calcul, et augmente la souffrance en appliquant fortement la muqueuse contre celui-ci. Au contraire, quand les parois sont pauvres en éléments musculaires, leur contraction lente, incapable de s'élever jusqu'au spasme, fait progresser le calcul vers l'intestin et la douleur est moins marquée. La *vis a tergo*, due à la bile, diminuée ou annihilée dans le cas précédent par l'effet du spasme, vient ajouter ici son effet utile à celui de la contraction musculaire.

De même l'ictère sera plus ou moins marqué, selon que la bile trouvera le chemin plus ou moins obstrué par le calcul d'abord, et secondairement par le rétrécissement spasmodique, élément variable. On comprend que si l'excitabilité est peu marquée ou l'excitation peu vive, la contraction réflexe peut n'être pas spasmodique même chez l'adulte vigoureux. Chez le vieillard nous voyons exister simultanément les conditions qui rendent, chacune isolément, la colique hépatique plus rare ou moins douloureuse : diminution de l'excitabilité et atrophie des éléments musculaires. Chez la femme, qui tient de différentes conditions inhérentes à son sexe, une fâcheuse prédisposition à la lithiase biliaire, l'excitabitité plus grande du système nerveux rend les crises plus douloureuses.

La même théorie nous permet d'interpréter d'une façon rationnelle l'action de certaines causes qui paraissent avoir une influence très nette sur la production ou le retour des crises, et surtout l'influence de l'âge sur l'époque de la première apparition des coliques hépatiques. Ces causes, agissent les unes sans doute en augmentant l'irritabilité du sujet (menstruation, début de la grossesse, émotions morales), les autres en entraînant, soit directement, soit indirectement la contraction de la vésicule (efforts, heures de la digestion ou quelquefois des repas, hypersécrétion biliaire). Remarquons en passant qu'une expression vulgaire, et qui remonte bien haut dans les anciennes théories médicales, indique que les individus sujets aux émotions morales tristes sont naturellement bilieux.

Influence de l'âge. — L'époque d'apparition des coliques hépatiques a son maximum de fréquence de 25 à 45 ans (1) ; elle ne se montre plus après 65 ans, si elle ne s'est montrée

(1) Cette proposition paraît absolument vraie, si après avoir interprété à ce point de vue les statistiques de Fauconneau-Dufresne, Walter Willemin on consulte la statistique suivante empruntée à Sénac (loc. cit., p. 54) et que nous divisons en quatre périodes de vingt années :

De 5 à 10 ans	3.	De 25 à 30 ans	19.	De 45 à 50 ans	9.	De 65 à 80 ans	2.
15 à 20 —	4.	30 à 35 —	14.	50 à 55 —	6.		
20 à 25 —	9.	35 à 40 —	14.	55 à 60 —	15.		
		40 à 45 —	10.	60 à 65 —	4.		
Total...	16.	Total....	57.	Total....	34.		2.

Total général.............. 109.

avant, mais le vieux calculeux déjà sujet aux crises avant l'âge que nous venons d'indiquer éprouve encore divers accidents qui peuvent entraîner une terminaison fatale. La présence des calculs dans les canaux biliaires a d'ailleurs pour effet d'amener l'hypertrophie de leurs fibres musculaires et sans doute aussi l'apparition d'éléments de nouvelle formation.

De nombreuses présentations faites à la Société anatomiques et les discussions qui les ont suivies ont prouvé qu'il est de règle de voir dans ces cas s'établir progressivement l'hypertrophie de la tunique musculaire (V. Cornil et Ranvier, Man. d'histologie. Traité de Bouisson).

Ce fait anatomique rapproché du fait clinique sur lequel nous avons beaucoup insisté, que les accidents de la lithiase, généralement insidieux au début, sont constitués surtout par les formes frustes ou atténuées de la colique hépatique, permet d'émettre, non sans quelques réserves, l'hypothèse suivante : au début, les éléments musculaires sont trop rares ou trop faibles (sauf bien entendu dans les cas de très grande irritabilité individuelle) pour entraîner la contracture douloureuse des parois sur le cholélithe ; par suite, l'élément paroxystique douleur et l'ictère consécutif manquent. Plus tard, de nouvelles fibres se sont développées, le spasme des voies biliaires devient possible, l'accès augmente d'*intensité* (contracture douloureuse), de *durée* (arrêt du calcul par la stricture canaliculaire), et il est plus souvent suivi d'*ictère ;* en un mot le syndrome est complètement constitué.

Chez l'enfant la colique hépatique est extrêmement rare (1); nous pouvons cependant en rapporter deux cas inédits, dans lesquels la crise douloureuse a été absolument semblable à ce qu'elle est chez l'adulte. Le premier, très remarquable et très complet, puisque la colique hépatique a été suivie de

(1) Sur les 109 malades qui font l'objet de la statistique de Sénac 3 seulement ont moins de 15 ans. Le Compendium de médecine (p. 160) cite trois cas dans lesquels on trouva des calculs à l'autopsie d'enfants âgés de 12 ans. (Gibbons; Morgagni ; Sage. Journal des Savants, 1797.) Frerichs en a trouvé un chez un enfant de 7 ans.

l'expulsion d'un cholélithe analysé chez Mialhe, a été observé par M. J. Simon chez une petite fille de 4 à 5 ans (com. orale). Je dois le second à mon collègue M. Labat; il est relatif à un garçon de 8 ans dont les crises très nettement caractérisées furent combattues avec succès par les perles d'éther; le calcul ne fut pas recherché.

Pour expliquer la rareté de la colique hépatique à cette autre extrémité de la vie, nous n'avons pas à invoquer les mêmes raisons que pour le vieillard. L'explication beaucoup plus simple réside dans ce fait que la lithiase biliaire est extrêmement rare chez l'enfant, tous les auteurs sont d'accord sur ce point; la plupart des traités des maladies de l'enfance ne la mentionnent même pas.

Chez le nouveau-né existe-t-il quelques accidents que nous puissions rapprocher de la colique hépatique? Quand la lithiase biliaire existe chez le nouveau-né, ce sont les symptômes d'un ictère grave par obstruction que l'on voit rapidement se développer, aussi relaterons-nous les rares observations publiées à ce sujet quand nous ferons l'histoire de ces accidents; mais dès à présent nous devons dire que l'assertion de Valleix (1), d'après laquelle il existerait assez souvent de petits calculs dans la vésicule des nouveau-nés morts de maladies diverses, n'a pas été confirmée par les recherches plus modernes. M. le professeur Parrot, dans les nombreuses autopsies faites à l'hôpital des Enfants-Assistés, a trouvé quelquefois de la bile épaisse dans les canaux qui contenaient aussi de nombreuses cellules d'épithélium, mais presque jamais ni sable biliaire, ni calculs. (Commun. orale).

Dans tout ce qui précède, nous nous sommes occupé déjà principalement du réflexe qui produit le spasme, mais, ainsi que le disait J. Frank, « les calculs biliaires qui distendent violemment les voies de la bile, irritent les nerfs qui se distribuent dans leurs parois et mettent en jeu toutes les sympathies. » La douleur entraîne en effet, par voie réflexe, la congestion du foie, les crises douloureuses gastriques, crises souvent accompagnées de vomissements. Elle peut aussi faire sentir ses effets sur le cœur (modifications, ralentissement du pouls par excitation du pneumogastrique) ; enfin si le sujet est très excitable entraîner des convulsions plus ou moins généralisées.

Ces réflexes, lorsqu'ils sont peu marqués, ne constituent que des épiphénomènes tellement fréquents, que quelques-uns (vomissements, troubles du pouls) font partie des symptômes habituels de l'accès ; mais s'ils prennent une intensité extrême, ils constituent *des complications* dont il faut maintenant faire une étude complète.

COMPLICATIONS.

Lipothymie. Syncope. — En décrivant les symptômes de la colique hépatique telle qu'on l'observe habituellement nous l'avons vue dans quelques cas être aggravée par une lipothymie ou une syncope.

Ces deux états s'observent assez souvent chez les sujets nerveux, irritables. C'est un tort, d'après M. le professeur Charcot, d'attribuer ces accidents à l'intensité des douleurs, comme on le fait d'ordinaire, puisqu'ils surviennent dans des cas où la douleur n'offre rien d'exceptionnel ou même est relativement peu accentuée : il rappelle pour les expliquer les expériences de Brown-Séquard dans lesquelles ce physiologiste déterminait une irritation des ganglions semi-lunaires qui concourent à l'innervation des voies biliaires. L'excitation morbide partie du point irrité arrive par la moelle épinière jusqu'au bulbe, où elle se réfléchit sur les nerfs pneumogastriques et occasionne finalement, si l'irritation est intense, un arrêt du cœur en diastole, c'est-à-dire une syncope ; portée moins loin l'irritation déterminerait une diminution plus ou moins durable de la force du cœur, qui se traduit alors par une lipothymie (1)

Cet exposé physiologique rend bien compte de la pathogé-

(1) Charcot, loc. cit., p. 153.

nie de quelques morts subites (1), mais nous avouons que nous serions porté à faire jouer à la douleur intense un plus grand rôle que ne l'accorde M. Charcot. Non pas que nous entendions par là que son intensité entraîne la mort du sujet, comme l'indique Grisolle (tome II, p. 478), mais il est sans doute permis de penser que plus la douleur est forte, plus le réflexe qu'elle provoque sera puissant pour arrêter le cœur et entraîner brusquement la mort.

Ainsi peut s'expliquer la syncope qui survient au début d'une attaque, après une douleur atroce, comme cela arriva à « l'un des ministres les plus éloquents du roi Louis-Philippe qui l'avait éprouvée si subitement et si violemment qu'une syncope en avait été la conséquence. » (Fauconneau-Dufresne.)

Ou encore dans l'observation suivante : (Ibid., p. 186.)

« Une dame de 72 ans après avoir passé une bonne nuit se plaint au réveil d'une vive douleur à l'estomac et de nausées. Elle demanda une infusion de mélisse et mourut en la buvant. Le Dr Curry, qui avait vu la veille cette dame bien portante, voulût faire l'autopsie. Il trouva *tout le corps en bon état* à l'exception du conduit cholédoque dont l'intérieur était fort enflammé. Il y avait plusieurs calculs dans la vésicule, mais on ne découvrit pas dans l'intestin celui que M. Curry suppose avoir déterminé la vive douleur et la mort.

D'autres fois, au contraire, la syncope ne survient qu'après plusieurs attaques successives et rapprochées quand le malade est dans un état d'éréthisme nerveux facile à comprendre. La douleur est alors ressentie avec une intensité extrême ; dans ces conditions si le calcul se déplace et détermine une nou-

(1) Un des cas où la douleur paraît n'avoir joué qu'un faible rôle est rapporté par Durand-Fardel (Mal. des vieillards, p. 159). Chez une femme de 82 ans, qui avait eu de l'ictère quelques jours auparavant, celui-ci reparaît à la suite d'une indigestion, 15 août. Le 17, douleurs dans la région lombaire. Tout à coup, à midi, la malade perd la parole ; respiration fort irrégulière, ictère plus accentué, *pouls petit*, *filiforme* ; extrémités froides ; mort quelques heures après. A l'autopsie on ne trouva rien qui pût expliquer cette mort rapide (calcul gros comme la phalange de l'index près de l'embouchure du cholédoque ; voies biliaires dilatées, gorgées de bile, muqueuse rouge vif sans ramollissement.

velle souffrance, celle-ci peut entraîner la mort. C'est que la résistance du sujet est épuisée et qu'il suffit d'une excitation légère pour amener un réflexe fatal, comme il arrive par exemple dans le tétanos où la moindre excitation entraîne des convulsions réflexes formidables.

Mort rapide. — Nous avons insisté sur la pathogénie de ces phénomènes à cause de l'intérêt qu'elle présente, nous devons dire cependant que la *mort subite* est très rare dans la colique hépatique. En effet, dans la grande majorité des cas, les lipothymies ou même la syncope n'entraînent pas immédiatement la mort ; bien plus souvent celle-ci est le résultat de la gravité progressivement croissante des symptômes observés chez un individu déjà sujet aux coliques hépatiques.

A l'autopsie il n'est point rare alors de trouver quelque lésion du foie ou du rein (obs. de Pujol (1), Durand-Fardel (2), Bogros (3), Jacques et Anselme (4), Campaignac et Delaunay (5), Wood (6), Maschka (7), Murchison (8), Gherhardt (9), Scott (10).

On comprend que la *mort rapide* survenue dans ces conditions ne puisse être imputée uniquement au réflexe nerveux et qu'on doive tenir compte des lésions préexistantes.

Enfin il est d'autres circonstances où la mort rapide est due plus spécialement à des lésions brusquement développées dans le cours d'une attaque, mais quelquefois aussi sourdement préparées depuis longtemps. (Péritonite par propagation ; perforation ; rupture de la vésicule ou des canaux

(1) Ouvrage cité, p. 436.
(2) Maladie des vieillards, p. 750.
(3) Arch. gén. méd., tome V, p. 204.
(4) Lanc. française, 1853.
(5) In Fauconneau-Dufresne, p. 187.
(6) Th. Lancet, 1844.
(7) Schmidt's Jahrburcher, 1874.
(8) Mal. du foie, p. 346. Trois cas terminés par le collapsus.
(9) Ueber Icterus gastroduodenalis, in Volkmann's Klin., n° 17 ; et un cas du Médical Times and Gazette, rapportés par M. Charcot.
(10) Arch. de méd., 1826, X, p. 110.

biliaires ; hémorrhagie par ulcération d'un vaisseau et particulièrement de la veine porte, (1) etc.)

Nous ne faisons que signaler ici l'existence de ces complications ordinairement fatales à bref délai, nous y reviendrons au moment où nous nous occuperons des accidents liés à la migration des calculs hors des voies naturelles. Disons simplement qu'on ne doit pas oublier qu'elles peuvent terminer brutalement une colique hépatique alors que rien ne faisait prévoir un tel danger.

Continuons maintenant l'étude des complications qui, de même que la lipothymie et la syncope paraissent trouver plus spécialement leur explication dans un réflexe bulbaire ou généralisé ayant pour origine l'excitation morbide des nerfs des voies biliaires. Tels sont :

Le *frisson* qui survient au commencement de l'attaque, surtout s'il ne s'accompagne pas de fièvre, peut aussi être considéré comme un phénomène nerveux réflexe. Murchison parle dans deux paragraphes distincts, d'abord des *frissons* (p. 346) puis des accès de fièvre intermittente symptomatique p. 349), mais il est difficile de se rendre bien compte de la manière dont il comprend la pathogénie des premières : « on les attribue, dit-il, à une distension exagérée de la vésicule et des voies biliaires », tandis qu'il accepte pour la fièvre intermittente symptomatique l'explication de Budd, qui compare la fièvre produite par le passage du calcul à celle que fait naître le cathétérisme.

Le refroidissement des extrémités, phénomène fréquemment signalé, notamment dans une remarquable observation communiquée par M. Peter. Ainsi que le frisson il précède souvent la syncope.

Dans un ouvrage récent, (2) M. Fabre (de Marseille) a signalé plusieurs cas d'algidité centrale avec terminaison fatale mais dans ces cas il est facile de voir, comme nous l'appren-

(1) Dr C..., Schmidt's Jahrbucher, 1860, vol. 28. — Rayer. Arch. de méd., 1825, p. 161.

(2) Relations pathogéniques des centres nerveux. Paris, 1880.

drons plus tard, que l'algidité est le fait d'un ictère grave secondaire et qu'elle ne doit point prendre place à côté des complications que nous étudions ici et qui sont dues à des réflexes nerveux intenses, indépendants d'une lésion profonde.

Nous devons au contraire en rapprocher un ensemble clinique caractérisé par les symptômes suivants : refroidissement, vomissements fréquents, incoercibles, arrivant même à être fécaloïdes, puis cessation brusque des accidents bientôt suivie de l'expulsion d'un calcul, comme cela eut lieu dans le cas de Mayo (*Gaz. méd. de Paris*, 1843) et dans celui communiqué par M. Marotte (1856) à la Société médicale des hôpitaux ; ce qu'il y eut d'intéressant dans ces deux cas, c'est que les accidents cessèrent brusquement après l'exploration de la paroi abdominale. M. Béhier, au sujet de observation de M. Marotte, émit l'hypothèse que l'on avait pu avoir affaire à des phénomènes nerveux analogues à ceux qu'on observe lors du simple pincement d'une anse intestinale, et produits par la présence du calcul arrêté à l'orifice de l'ampoule de Vater. (1).

Chez une de ses clientes qui succomba à cette complication, M. Durand-Fardel a vu une longue crise de colique hépatique être suivie de *vomissements incoercibles* analogues à ceux de la grossesse. Les vomissements d'abord alimentaires étaient ensuite devenus muqueux, verdâtres, enfin entièrement bilieux; vers la fin, ils se reproduisaient toute les demi-heures, toutes les heures, ou au plus toutes les deux heures. A l'autopsie, les canaux cystique et cholédoque sont encombrés par une quantité de calculs presque uniformément du volume de

(1) M. Durand-Fardel a également publié (Arch. de méd., 1840, p. 187) un fait qui se rapproche des deux précédents. A l'autopsie d'une malade de la Salpêtrière qui pendant la vie avait présenté quelques phénomènes d'obstruction intestinale, on ne trouva qu'un calcul arrêté dans le canal cholédoque au-dessus d'un bouchon cancéreux, au niveau de son embouchure dans le duodénum. Les auteurs du Dictionnaire encyclopédique mentionnent ce fait à l'appui de l'opinion de M. Béhier, mais il est loin d'offrir des caractères bien probants.

grains de café, sauf quatre qui atteignaient celui de grosses noisettes ; la vésicule, de volume normal, contient aussi quelques calculs ; canaux biliaires légèrement dilatés, parois épaissies ; surface interne, blanche, absolument dépourvue d'altérations (1).

Malgré l'encombrement du cholédoque la bile avait donc trouvé un libre accès dans l'intestin, bien plus, l'ictère et le prurit d'abord assez marqués au début de la crise disparurent en même temps que les vomissements devinrent bilieux : le diagnostic exact n'était donc pas sans offrir quelque difficulté.

Chez d'autres calculeux les vomissements par leur fréquence constituent souvent des complications sérieuses de la crise douloureuse, mais cette observation est la seule, croyons-nous, dans laquelle ils aient suffi à entraîner une terminaison fatale.

Nous avons déjà étudié les *lipothymies*, la *syncope*, les *vomissements incoercibles*, le *frisson*, le *refroidissement des extrémités*. Nous allons maintenant décrire d'autres phénomènes que nous croyons pouvoir rattacher aux précédents par leur pathogénie, mais qui en diffèrent sensiblement au point de vue clinique, en ce sens qu'ils sont beaucoup moins bruyants, beaucoup moins dangereux et, par suite, ont beaucoup moins éveillé l'attention jusqu'à aujourd'hui. Nous voulons parler de la congestion pulmonaire et des lésions cardiaques (insuffisance mitrale ou tricuspide), enfin de l'œdème des membres inférieurs.

Congestion pulmonaire. — Un des premiers auteurs (le premier à notre connaissance) qui ait indiqué l'existence de la congestion pulmonaire dans la colique hépatique, est M. Noël Guéneau de Mussy (2).

« Avec la congestion hépatique qui accompagne très sou-

(1) Union médicale, 1870.
(2) Clin. médicale, tome II, p. 73.

vent les coliques, j'ai plusieurs fois observé une complication qui mérite d'être signalée, c'est un état congestif de la base du poumon droit attesté par des râles crépitants fins et nombreux, de la toux, de la fièvre, une expectoration visqueuse. Cette congestion est restée limitée à la base du poumon, a disparu en deux ou trois jours de durée sous l'action de ventouses scarifiées et de vésicatoires. Ce n'était pas une combinaison fortuite de pneumonie et de coliques hépatiques, c'était une congestion limitée, passagère, connexe à l'irritation et à la congestion hépatique et disparaissant avec elle, exprimant cette solidarité entre le foie et le poumon dont témoigne l'extrême fréquence des congestions hépatiques dans les pneumonies. »

Si la congestion pulmonaire limitée à la base reconnaît pour cause dans quelques cas le voisinage du foie hyperémié, plus souvent peut-être elle est d'origine réflexe, par exemple quand elle s'étend à tout le poumon droit ou quand elle existe des deux côtés. D'ailleurs, la congestion hépatique consécutive à la douleur n'est autre chose que le résultat d'un réflexe, et il est facile d'admettre que celui-ci ne se limite pas exactement à cet organe et qu'il s'étende aux organes voisins (diaphragme, nerf phrénique, poumons). A ce sujet, nous n'oublierons point de mentionner ici l'opinion de M. le professeur Peter, d'après laquelle les irradiations douloureuses dans l'épaule et le bras droits reconnaîtraient pour cause la congestion du névrilème du phrénique. Les anastomoses et la distribution de ce nerf ont fait naître cette hypothèse qui, on le voit, pourrait se trouver vérifiée.

Les congestions pulmonaires consécutives aux coliques hépatiques ont été signalées aussi dans l'ouvrage récent de M. Fabre, qui les considère ainsi que nous venons de le faire nous-même, comme d'origine réflexe. « Ces congestions, dit ce médecin, ont quelquefois, mais non toujours, les allures et la marche rapide des congestions accidentelles : *elles sont à répétition*. Telles vous les avez vues chez un malade qui a succombé à la gravelle biliaire l'été dernier. » (Page 17).

TROUBLES ET LÉSIONS CARDIAQUES. — A. *Cœur gauche.* — Si la congestion pulmonaire a été signalée déjà depuis longtemps comme un accident indirectement lié à l'existence de la lithiase biliaire, il n'en est plus de même des troubles cardiaques consécutifs à la colique hépatique : leur étude est de date entièrement récente. Ils ont été signalés pour la première fois par M. Gangolphe, interne des hôpitaux de Lyon (*Bruit de souffle mitral dans l'ictère*, Th. Paris, 1875). Dans ce travail fait sous l'inspiration de M. Clément, l'auteur rapporte plusieurs observations de coliques hépatiques (IIe, IVe, VIe, VIIIe) à la suite desquelles on a pu noter l'existence temporaire d'un bruit de souffle systolique à la pointe.

Bien que M. Gangolphe étudie surtout le bruit de souffle qui accompagne l'ictère, quelle que soit la lésion qui produise celui-ci (catarrhe, cancer, calculs du foie, spasme émotif), il est à noter que sur les neuf observations publiées, quatre sont relatives aux coliques hépatiques, fait bien digne de remarque, si l'on se souvient que l'ictère dû à la lithiase biliaire est bien plus rare à l'hôpital que les ictères symptomatiques des autres affections du foie.

M. Gangolphe, après avoir discuté consciencieusement la pathogénie de ce souffle, qu'il localise à la pointe (1), admet qu'il est symptomatique d'une lésion mitrale passagère, due à la parésie des muscles papillaires et probablement à une légère dilatation du cœur consécutive à la présence du pigment biliaire dans le sang.

L'existence de la dilatation n'est admise cependant que d'une façon théorique, et même l'auteur rejette la possibilité d'une dilatation aiguë dans les cas soumis à son observation. Cette interprétation est-elle exacte? Nous la discuterons plus loin, mais ce qui paraît bien établi après la lecture de ce travail, c'est l'existence d'un bruit de souffle, traduisant une lésion fonctionnelle et passagère du cœur à la suite de l'ictère, et principalement de l'ictère calculeux.

(1) Voir également à ce sujet une clinique de M. Fabre, de Marseille, in Gazette des hôpitaux, 1877, p. 917.

B. *Cœur droit. — Dilatation et hypertrophie.* — L'étude de ces souffles cardiaques a été abordée à un autre point de vue par notre savant maître M. le professeur Potain, dans un mémoire lu au Congrès pour l'avancement des sciences (1) (*Note sur un point de la pathogénie des dilatations cardiaques d'origine gastro-hépatique*, Paris, 1878). L'année dernière, au congrès de Montpellier, M. Teissier fils (2) a produit de nouvelles observations analogues à celles apportées par M. Potain à la réunion précédente, et qui paraissent confirmatives de la théorie exposée dans sa communication, qui n'a pu être publiée par suite de circonstances diverses.

Le manuscrit, encore inédit, a été généreusement mis à notre disposition par notre maître, qui a bien voulu avec sa libéralité accoutumée nous faire encore profiter de ses conseils éclairés et de ses nouvelles recherches. Qu'il nous permette de lui exprimer ici tous nos remerciements pour son obligeance ; elle a beaucoup facilité notre tâche et nous permet d'exposer plus clairement ce point encore peu connu de la pathologie cardiaque (3). Nous n'hésitons pas, en raison même de sa nouveauté, à le traiter ici avec quelques détails. Jusqu'à aujourd'hui, en effet, on ne le connaît que par les indications sommaires contenues dans les thèses d'agrégation de MM. Pitres et Straus, et dans une note de la traduction de Murchison (p. 602, note de M. Cyr).

Nous ne prendrons dans le mémoire cité que la partie plus spécialement afférente aux accidents de la lithiase biliaire, en faisant remarquer que c'est la colique hépatique qui est la principale, sinon l'unique cause de ces lésions cardiaques, ainsi que le voudrait M. Lancereaux (4).

C'est en effet au sujet d'une colique hépatique que ces lé-

(1) Comptes rendus, Session de Paris, p. 1003.

(2) Progrès méd., 1879, p. 725.

(3) Un élève de M. Potain, M. Destureaux, a tout récemment consacré, sous l'inspiration de ce professeur, sa dissertation inaugurale à la dilatation cardiaque d'origine gastrique.

(4) Discussion de la com. de M. Teissier fils, in Progr. médical, 1879.

sions jusque-là méconnues ont été mieux interprétées, puis rapprochées de lésions de même ordre, et qui paraissent pouvoir bientôt constituer un nouveau groupe d'affections cardiaques; mais laissons d'abord M. Potain nous raconter lui-même comment son attention fut éveillée sur ce sujet. Sa relation offrira ainsi un double intérêt au point de vue clinique et au point de vue historique.

« Le premier fait qui s'est présenté à mon observation, ancien déjà, a été rapporté dans sa thèse sur *les battements du foie* (1869) par un de mes internes, M. le Dr Mahot. Une dame de ma clientèle que j'avais soignée déjà plusieurs fois, notamment pour des coliques hépatiques calculeuses, se trouva prise un jour pendant un accès violent et accompagné d'ictère, d'une oppression inaccoutumée qui attira mon attention. Je l'ausculte et j'entends, non sans surprise, un souffle systolique assez intense dont le maximum était à la pointe, et qui se propageait vers l'extrémité inférieure du sternum. La matité précordiale était agrandie, le foie tuméfié et animé de battements expansifs très évidents qui correspondaient à la systole ventriculaire. L'insuffisance de la valvule tricuspide était manifeste, incontestable. Ne connaissant alors aucune relation possible entre un tel accident cardiaque et la colique hépatique, je dus penser qu'il s'agissait d'une maladie du cœur déjà ancienne, et sentir le remords d'avoir laissé une affection aussi grave se développer jusque-là sans l'avoir ni traitée, ni même aperçue. Heureusement, la colique ayant cessé au bout de peu de jours, l'ictère disparaissait, le foie reprenait son volume, et à mon étonnement, bien agréable cette fois, disparaissaient aussi et l'hypertrophie cardiaque, et l'insuffisance tricuspidienne. J'avais donc, en ce cas, vu à n'en pas douter une véritable maladie du cœur naître et guérir en même temps qu'une affection aiguë des voies biliaires; et, comme l'origine d'une colique hépatique calculeuse ne saurait être mise sur le compte d'un trouble cardiaque évidemment transitoire; comme, d'autre part, il n'y avait aucune cause commune à laquelle on pût attribuer l'une et l'autre, il me fallut bien admettre que l'affection du cœur avait été suite et effet de celle du foie. Or, c'était là un fait absolument nouveau pour moi ; je ne savais rien de l'influence possible des affections gastro-hépatiques sur le fonctionnement du cœur. Rien, si ce n'est le ralentissement du pouls dans l'ictère et les irrégularités du rhythme cardiaque provoquées par certains troubles gastriques.

Tel est mon premier fait.

Depuis, j'ai eu assez souvent occasion de constater des faits du même genre. Les uns en tout semblables, d'autres dans lesquels, sans aller jusqu'à l'insuffisance tricuspidienne, la dilatation du cœur droit se reconnaissait aisément à l'extension de la matité précordiale et au déplacement en dehors de la pointe du cœur. Cette série d'observations a donc rendu incontestable pour moi *qu'une affection aiguë des voies biliaires peut déterminer une dilatation transitoire des cavités cardiaques droites.* »

Dans tous les faits observés par M. Potain, la dilatation semblait porter exclusivement sur le cœur droit ou s'y produire au moins d'une façon très prédominante. C'est ce qu'indiquaient suffisamment la déviation en dehors de la pointe non abaissée, l'exagération des bruits dans la région des cavités droites, et enfin dans les cas extrêmes l'insuffisance tricuspide, survenant d'emblée avec tous ses caractères. Jamais notre maître n'a rencontré le souffle d'insuffisance mitrale annoncé par M. Gangolphe, et il pense que les bruits signalés par lui sont destinés à recevoir une autre interprétation que la sienne.

Quoi qu'il en soit, il restait à trouver l'explication de cette dilatation des cavités droites, accompagnement fréquent de l'ictère calculeux. La première hypothèse qui se dut présenter fut celle d'une action parésiante exercée sur les parois du ventricule droit par les acides biliaires que le sang de la veine porte jette tout d'abord dans la cavité de ce ventricule.

Si cette hypothèse était exacte, les bruits du cœur droit devaient diminuer d'intensité. Or, en cherchant à la vérifier ce fut précisement le contraire que M. Potain rencontra constamment. Le second bruit dans l'artère pulmonaire était notamment toujours exagéré et plus éclatant que de coutume. La pression dans l'artère pulmonaire, loin d'être diminuée, était donc au contraire exagérée. Mais, d'autre part, cet excès de pression ne pouvait trouver sa raison d'être dans un excès d'énergie du ventricule droit, puisque ce dernier se laissait anormalement distendre. Force était donc de chercher la cause de l'excès de pression dans l'artère pulmonaire et de l'exagération du second bruit qui en est la conséquence dans un obstacle inaccoutumé apporté à la circulation artérielle dans les capillaires du poumon. Or, ces organes ne présentent généralement en ce cas aucun signe d'une lésion quelconque. Loin qu'on y doive supposer de la stase sanguine, on trouve ordinairement (1) une sonorité thoracique augmentée. On ne saurait donc guère s'expliquer l'obstacle exagéré que la circulation du sang y rencontre autrement que par un excès de la tonicité vasculaire.

Les troubles cardiaques liés à la colique hépatique, ordinairement passagers comme cette colique elle-même, peuvent aussi persister quand la colique hépatique se prolonge, ou, disons mieux, dans les cas d'irritation continue due à l'enclavement ou à l'arrêt des calculs.

L'obstacle persistant, le cœur droit s'hypertrophie peu à peu pour lutter contre lui, ainsi que cela a lieu du reste dans tous les cas d'obstacle à la circulation pulmonaire. Il finit même par céder, et alors, au lieu d'un simple trouble fonctionnel, c'est une véritable maladie du cœur qui se trouve ainsi constituée par la dilatation, l'hypertrophie du ventricule droit et finalement l'asystolie. Cela s'est produit de la sorte dans un cas d'ictère chronique que M. Potain eut occasion d'observer avec le Dr Augier, et dans lequel la dilatation cardiaque droite, s'exagérant progressivement au fur et à mesure que persistaient et s'aggravaient les accidents déterminés par

(1) *Ordinairement.* Nous avons vu que dans quelques cas il y avait congestion passagère. Nous reviendrons plus loin sur ce point.

un calcul engagé dans le canal cholédoque, finit par amener au bout de plusieurs mois les conséquences les plus graves de l'insuffisance tricuspidienne et de l'asystolie.

Quant au mécanisme en vertu duquel un calcul engagé dans les voies biliaires agit ainsi sur la circulation pulmonaire et secondairement sur le cœur, il n'admet guère que l'une des deux interprétations suivantes. Ou bien les matériaux résorbés de la bile excitent directement les capillaires du poumon, ou l'excitation portée sur la muqueuse des canaux hépatiques stimule par voie réflexe la vaso-motricité pulmonaire.

La première de ces deux interprétations ne saurait rendre compte de tous les faits observés. Elle n'est évidemment applicable qu'à ceux dans lesquels l'ictère intervient. Or M. Potain a observé les accidents dont nous parlons dans des cas où l'ictère n'existait point. D'un autre côté dans ceux où il s'est montré, ces accidents ne lui ont paru en aucune façon proportionnels à l'intensité que peut présenter la coloration de la peau ou des urines. Et même l'ictère non calculeux peut être intense, persistant, sans donner lieu à aucun des phénomènes cardiaques indiqués. Au contraire ils se produisent fréquemment dans le cours d'affections gastriques où l'ictère n'intervient point (1) et même d'affections intestinales où il n'intervient pas davantage (2). La seconde interprétation est donc la seule admissible.

Mais quelle est la voie nerveuse suivie par l'acte réflexe qui partant des voies biliaires aboutit au poumon et au cœur? C'est actuellement le point de la question le plus délicat et le plus difficile. Sans vouloir se prononcer sur un problème pour la solution duquel les éléments lui semblaient faire encore défaut, M. Potain pensait et indiquait dans ses cliniques que le pneumo gastrique pourrait bien être la voie eisodique par laquelle l'impression reçue à la surface des canaux biliaires était transmise au centre réflexe, peut-être même la

(1) Voir Destureaux, th. Paris, 1879.

(2) J. Tessier, Congrès de Montpellier.

voie exodique par laquelle l'excitation était amenée au plexus pulmonaire. L'année dernière, au Congrès de Montpellier, M. Franck (1) fit remarquer, que les expériences de Brown-Séquard ne permettant point d'admettre que le pneumogastrique contribue à la vaso-motricité pulmonaire, celle-ci lui paraissait appartenir plus probablement au grand sympathique (2), d'autre part les faits observés par M. J. Tessier montrant que des accidents cardio-pulmonaires analogues à ceux décrits par M. Potain avaient quelquefois pour point de départ une affection purement intestinale, semblèrent établir que l'acte réflexe pouvait se passer en entier dans le grand sympathique.

C'est à peu près la conclusion à laquelle des expériences faites sur les animaux ont conduit M. Morel (Th. de Lyon Dec. 1879) (3). Ces expériences ont en effet montré que sous l'influence d'une excitation portée sur les voies biliaires, la pression s'élève dans l'artère pulmonaire, comme M. Potain avait cru pouvoir l'établir d'après les faits cliniques, Elles ont montré en outre que cette élévation de pression est bien le résultat d'une action reflexe. Enfin elles auraient établi, suivant leurs auteurs, que l'excitation des viscères abdominaux est conduite « par les filets sympathiques jusqu'au bulbe, et réfléchie là vers les organes cardio-pulmonaires par la moelle et les filets sympathiques. »

Il est intéressant de remarquer que cette nouvelle espèce de dilatation et d'hypertrophie de la moitié droite du cœur fait une sorte de pendant à l'hypertrophie cardiaque d'origine brightique laquelle se limite au cœur gauche. Toutes deux en effet reconnaissent pour cause un excès de la tension artérielle. Mais pour l'une c'est de la tension dans l'artère pulmonaire qu'il s'agit ; pour l'autre, de la tension dans le système aortique.

(1) Gazette hebdom. de méd. et chirurgie, 1879, p. 576.

(2) M. Vulpian (Leçons sur les vaso-moteurs, II, p. 42) est encore porté à le croire sans le considérer comme absolument démontré.

(3) Recherches expérimentales sur la pathogénie des lésions du cœur droit consécutives à certaines maladies et principalement aux maladies douloureuses de l'appareil hépatique et gastro-intestinal.

La première, comme nous venons de voir, parait avoir sa cause dans une diminution de la perméabilité des artères capillaires du poumon. L'autre, très vraisemblablement aussi a pour origine un obstacle àla circulation dans les capillaires artériels généraux. Dans un cas l'excitation primitive part du foie, dans l'autre elle part du rein, et, à des points de départ différents correspondent des changements de l'état cardiaque très différents aussi.

L'analogie pathogénique s'accompagne pour ces deux variétés droite et gauche d'une analogie non moins grande dans la séméiologie.«Comme l'hypertrophie brightique, l'hypertrophie hépatique a habituellement son bruit de galop mais ce bruit s'entend, dans la première principalement à la pointe et le long du bord gauche du cœur (1) ; dans la seconde il prédomine à l'extrémité inférieure du sternum et vers l'épigastre. »Tandis que le premier a une intensité grande, celui ci est beaucoup moins accentué bien que manifestant tous les caractères du galop vrai. Ces caractères propres d'intensité et surtout de siège permettent de le distiuguer du précédent, et M. Potain croit pouvoir conclure *que le bruit de galop du bord droit du cœur est lié à la dilatation droit d'origine gastro-hépatique* comme celui du bord gauchel'est à l'hypertrophie d'origine brightique. Sans être plus pathognomonique que ce dernier le bruit de galop droit peut mettre sur la voie d'un diagnostic souvent difficile : D'ailleurs indépendamment des phénomènes stéthoscopique d'autres signes aident le clinicien dans la distinction qu'il lui faut établir et lui permettent *d'arriver au diagnostic étiologique à la condition qu'il n'existe pas d'affection pulmonaire ancienne susceptible d'entrainer pour sa part la dilatation du cœur droit.* M. Potain résume ces signes de la façon suivante : « Dans l'hypertrophie brightique, le pouls est plein, dur résistant ; dans l'hépatique il est faible, mou dépressible. Dans l'hypertrophie gauche la pointe du cœur s'abaisse jusqu'à battre dans le 6° parfois

(1) Exchaquet, th. de Paris, 1875.

dans le 7e espace intercotal. Elle s'abaisse presque verticalement s'écartant fort peu vers la gauche. Dans la dilatation droite la pointe s'abaisse peu, mais elle se dévie en dehors. Dans la première le bruit aortique s'entend renforcé à droite du sternum, dans la seconde le 2e bruit produit par les valvules de l'artère pulmonaire s'accentuera du côté gauche. »

En résumé, une attaque de colique hépatique aigue peut entrainer une dilatation cardiaque. Celle-ci est temporaire et disparait avec la cause qui l'a fait naitre ; mais si la cause persiste, l'effet persiste également et une maladie du cœur se trouve ainsi constituée qui peut avoir pour terminaison l'*asystolie* et toutes ses conséquences. Ce dernier cas est exceptionnel, il est vrai, et c'est pour ne pas scinder l'étude de ces accidents si intéressants que nous avons été amené à parler ici de ce qui survient quand le calcul s'arrête. Il détermine alors des lésions dans la texture du foie, qui contribuent peut-être pour leur part à continuer l'irritation engendrée par la présence du calcul.

Comme intermédiaire entre l'excitation des voies biliaires et la dilatation cardiaque nous avons trouvé une ischémie pulmonaire résultant très vraisemblablement d'une contraction exagérée des capillaires du poumon provoquée par voie réflèxe. Peut être cette ischémie fait elle comprendre l'anxiété respiratoire excessive par laquelle débute quelquefois la colique hépatique et dont M. Potain observait récemment un nouvel exemple chez un élève de son service.

Aidé par les faits plus récemment observés et par les expérimentations physiologiques, nous pouvons garder une réserve moins grande que notre maitre en ce qui concerne le « mécanisme intermédiaire » entre les accidents aigus ou chroniques de la lithiase biliaire et l'état correspondant de la circulation pulmonaire. Nous le pouvons considérer comme étant de même nature que celui qui souvent aussi entraine la congestion pulmonaire. Remarquons que cette contradiction entre les faits n'est qu'apparente. Une excitation réfléchie sur le sympathique peut amener isolément soit la congestion, soit l'anémie d'un même point, ou bien successivement ces deux états. Nous n'avons pas besoin d'insister sur le mécanisme qui permet d'expliquer ces faits au moyen de l'excitation ou de la paralysie successive ou isolée des vasomoteurs.

Pour terminer ce chapitre des troubles vasculaires dans la colique hépatique, mentionnons l'*œdème des membres inférieurs* constant d'après Guéneau de Mussy (1) dans l'ictère par obstruction et sur lequel ce clinicien n'a cessé d'attirer l'attention depuis plus de 20 ans ; mais peut-être, maintenant que nous connaissons mieux les troubles cardiaques que fait naître une colique hépatique, cet œdème au lieu d'être regardé comme un phénomène consécutif à une modification de l'action vaso-motrice, devra-t-il être interprété simplement comme un phénomène de stase consécutif à la dilatation passive du cœur droit ainsi qu'à l'insuffisance valvulaire qui l'accompagne.

Troubles de la motilité. — Des troubles de la motilité ont été signalés comme pouvant survivre quelque temps à l'attaque ou aux attaques de colique hépatique violentes à la suite desquelles on les avait vus apparaître : dans leur degré le plus léger, ils sont assez fréquents et sont constitués par un engourdissement, une parésie passagère du bras droit, que nous avons déjà signalée, mais on peut voir encore survenir une vraie paraplégie. Trousseau en rapporte dans ses cliniques un cas bien remarquable qu'il avait observé avec M. Peter chez une dame ayant, pendant le cours de son affection, été déjà sujette à une hyperesthésie généralisée. L'illustre clinicien de l'Hôtel-Dieu, rapproche cette paralysie, au point de vue pathogénique, des *paraplégies réflexes* qui compliquent les affections des voies urinaires ; par sa pathogénie cette paralysie mériterait donc d'être rapprochée des troubles nerveux précédents puisqu'elle serait due à une ischémie réflexe de la moelle.

(1) Clin. méd. de l'Hôtel-Dieu, II, p. 73.

Troubles nerveux généraux. — Quelques auteurs ont signalé comme complications des troubles de la parole et des troubles passagers de l'intelligence; mentionnons-les, mais en faisant remarquer qu'ils ne nous paraissent rien avoir de spécial à la lithiase biliaire, et qn'on peut observer ces troubles à la suite de tout ébranlement nerveux profond de l'organisme, quelle qu'en soit la cause.

Il en est de même, pour ces changements de caractère si fréquents chez les malades atteints d'une affection du tube digestif; on les rencontre â la suite des coliques hépatiques, tout aussi fréquemment qu'à la suite des autres affections du foie ou de l'estomac; nous n'avons pas besoin d'insister sur l'état de préoccupation ou de tristesse qui a fait créer le mot *hypochondriaque* pour désigner ceux qui le présentent.

Diagnostic. — Souvent très-difficile dans les formes frustes, il n'offre au contraire que peu de difficulté quand il s'agit d'une crise normale. Devant l'ensemble clinique décrit plus haut et caractérisé par les symptômes suivants : douleur spontanée dans l'hypochondre droit et l'épigastre, irradiée vers l'épaule, tension douloureuse dans la région de la vésicule, exagérée par la pression ou la palpation, nausées, vomissements, légère teinte ictérique des conjonctives, on pense bientôt à une attaque de colique hépatique. Pour compléter le diagnostic, il faut ensuite se procurer les urines du malade et y chercher la réaction caractéristique du pigment biliaire ; nous savons, en effet, que sa présence peut y être décelée même quand il n'y a pas de suffusion ictérique de la conjonctive.

Si la réunion de tous les signes précédents permet de reconnaître une attaque de colique hépatique, il n'existe cependant qu'un signe réellement pathognomonique de la colique *calculeuse :* c'est la présence du cholélithe ou des sables biliaires dans les garde-robes. L'on sait, en effet, que des corps étrangers, des vers intestinaux, des douves ou des hydatides introduits accidentellement dans le cholédoque, ou par rupture dans les canaux hépatiques, peuvent donner lieu à tous les symptômes de la colique hépatique. Le diagnostic dans tous ces cas est extrêmement difficile sinon impossible, si l'on en excepte les circonstances exceptionnelles où l'on avait pu, avant l'attaque soupçonner l'existence d'un kyste hydatique, ou celles dans lesquelles le malade a rendu par les garde-robes des hydatides soit isolées, soit mêlées à des calculs biliaires, comme dans l'exemple du Dr Perrin (in Fauc. Duf. p. 292).

On ne doit pas oublier d'ailleurs que la bile tue les hydatides; et que si celles-ci peuvent pénétrer par rupture dans les voies biliaires à une époque où le kyste est déjà volumineux, le développement d'hydatides dans leur intérieur doit être bien peu fréquent.

L'examen des garde-robes du malade, fait avec les précautions que nous avons indiquées et continué s'il est nécessaire pendant plusieurs jours, permettra presque toujours, sinon toujours (Dr Wolff), de trouver « le corps du délit » dans le cas de colique calculeuse (1). Il ne faut pas oublier cependant

(1) Les concrétions biliaires qu'on peut retrouver dans les garde-robes sont très variables de forme, de volume et même de composition chimique. On en peut voir une très belle collection au musée Dupuytren (512-537). Disons simplement un mot ici de ce qui peut être utile pour le diagnostic. Le sable biliaire et les très petites concrétions sont d'ordinaire brun noirâtre. Les concrétions plus volumineuses sont au contraire blanchâtres (calculs de cholestérine). Quand elles sont petites, elles sont souvent arrondies, transparentes et analogues à de petites perles; quand elles sont plus volumineuses, elles se déforment, présentent des facettes, quelquefois affectent la disposition de tétraèdres assez réguliers. (Voir la collection Chomel au musée Dupuytren.) Les calculs de cholestérine brûlent à la lumière en donnant une flamme blanche, et ne laissent que peu de résidu, les calculs intestinaux, au contraire, deviennent noirs et ne brûlent pas. La boue biliaire peut être aussi très facilement distinguée du sable intestinal (Laboulbène, Union médicale, 1873).

Le volume des cholélithes rendus avec les garde-robes dépasse parfois celui d'une noix ou d'un œuf de pigigeon (Pujos, Imbert, de Montpellier, Petit, etc.); quoique les canaux biliaires se laissent facilement dilater, la plupart des médecins pensent que quand le volume est si considérable et surtout quand il atteint celui d'un œuf de poule, le cholélithe, n'a pu communiquer avec l'intestin qu'à travers une fistule qui s'est établie sourdement.

que son absence ne prouverait pas qu'il n'existe point de lithiase biliaire. Nous avons vu que non-seulement les calculs engagés dans le canal cystique, mais même ceux introduits expérimentalement dans le canal cholédoque, peuvent remonter jusque dans la vésicule au lieu de tomber dans l'intestin.

Existe-t-il des affections avec lesquelles on pourrait confondre la colique hépatique ? Telle est la question que nous avons maintenant à résoudre ? Nous ne passerons en revue que les principales, celles qui pourraient donner lieu à une erreur : ce sont surtout : 1° La colique néphrétique et la gastralgie ; l'hépatalgie (?), puis la colique de l'intestin, peut-être la colique de plomb et l'étranglement interne.

1° *La colique néphrétique* quand elle siège à droite pourrait donner lieu à quelque difficulté, surtout pendant l'attaque ; toutefois, on doit avoir égard aux circonstances suivantes qui peuvent, durant la crise même, permettre le diagnostic : le foie n'est pas tuméfié, douloureux, la région de la vésicule n'offre pas, lorsqu'on la déprime légèrement, cette douleur presque pathognomonique sur laquelle nous avons insisté ; les irradiations douloureuses se font plus nettement et plus franchement suivant le trajet de l'uretère, le testicule est rétracté vers l'anneau, mais ces deux derniers signes, bien qu'ils y soient rares, peuvent exister cependant dans la colique hépatique (*V. Symptômes*) ; tout ce que l'on peut dire c'est que dans celle-ci les irradiations douloureuses ont lieu surtout par en haut, vers l'épaule ; qu'elles se font au contraire par en bas vers l'hypogastre dans la colique néphrétique. Les vomissements très fréquents dans la première, peuvent manquer dans la seconde. Après la crise, l'examen des urines principalement et celui des garde-robes rendent le diagnostic plus facile ; on ne peut avoir à ce moment de vraies difficultés que si, par hasard, les deux lithiases coexistent chez le même individu, ainsi que cela arrive pour quelques goutteux.

La gastralgie peut dans certains cas être confondue avec

la colique hépatique ; elle débute alors brusquement par une douleur vive, violente à l'épigastre, s'irradiant vers diverses parties du ventre, dans le dos, vers les épaules et les parois thoraciques, puis surviennent les nausées et les vomissements de matières alimentaires et de bile ; le pouls cependant reste petit. Après une heure ou deux en général, tout rentre progressivement dans l'ordre, la crise est passée, le calme renaît jusqu'au prochain accès. Ce tableau se retrouve en partie dans la colique hépatique, mais ce que l'on ne voit pas dans la gastralgie, c'est la douleur plus spécialement limitée à l'hypochondre droit exaspérée par la pression de la vésicule biliaire, c'est l'apparition d'un ictère plus ou moins marqué généralement quelques heures après la crise douloureuse c'est la présence du calcul incriminé dans les selles rendues par le malade ; il existe encore un point de dissemblance entre ces deux coliques, c'est le caractère de la douleur : calmée le plus souvent par une pression exercée méthodiquement, sans secousses, avec la paume de la main sur l'épigastre, dans la gastralgie, elle est exaspérée par la pression dans l'affection calculeuse ; cette douleur enfin souvent intermittente, cessant complètement ou diminuant beaucoup d'intensité par instants pour reparaître avec violence dans la première, est continue dans la seconde et garde son intensité jusqu'à l'élimination du corps étranger.

Il faut enfin tenir compte de l'état particulier ou constitutionnel du gastralgique chez qui les antécédents arthritiques ou les symptômes concomitants de chlorose, ou d'hystérie, apportent un nouvel élément pour le diagnostic.

Quant aux troubles gastriques, qui ne sont autre chose que des formes frustes de la colique hépatique, nous n'avons pas besoin de reproduire ici ce que nous avons dit au moment où nous nous sommes occupé de cette gastralgie symptomatique de la lithiase biliaire.

L'*hépatalgie* idiopathique, c'est-à-dire sans la présence de corps étranger dans les voies biliaires est bien rare aujourd'hui et plusieurs médecins ne seraient pas très éloignés de regarder son existence comme hypothétique. Cependant si elle doit être considérée et, à très bon droit, comme absolument exceptionnelle, l'exemple rapporté dans la clinique d'Andral doit faire admettre son existence (1) Aussi, quand l'examen des garde-robes et des urines régulièrement continué est resté sans résultat, si on a affaire à une jeune fille névropathique sujette aux névralgies et chez laquelle les douleurs du foie alternent ou coexistent avec d'autres névralgies ou au contraire dans les mêmes conditions à un sujet goutteux, rhumatisant, on peut par exclusion songer à l'hépatalgie, mais nous le répétons, ces faits sont rares, et dans les cas douteux on ne doit pas s'en rapporter aux malades pour l'examen des garde-robes ; la présence de concrétions biliaires a été en effet reconnue par le médecin, ainsi que cela est arrivé dans quelques cas observés par M. Grellety (Comm. inéd.), alors que l'examen fait par le malade avait été regardé comme douteux.

Il est quelquefois difficile de différencier la *colique nerveuse* de la colique hépatique ; toutes deux se manifestent par des douleurs vives et irradiées, des phénomènes sympathiques, au milieu d'un état général resté satisfaisant, mais dans l'entéralgie, la douleur siège au pourtour de l'ombilic, ou dans le sens du trajet des intestins, s'accompagne de météorisme mais rarement de vomissements ; la douleur est beaucoup plus vive dans la colique hépatique, elle a son maximum dans l'hypochondre droit, les vomissements sont presque constants ; — les urines indiquent la présence du pigment biliaire.

Nous ne faisons que mentionner en passant la *colique de plomb* et l'*étranglement interne*, qui n'ont pas besoin d'être différenciés longuement de la colique hépatique ; un examen superficiel seul pourrait expliquer cette erreur, nous ne faisons une exception que pour les cas dont nous avons parlé à propos des complications et où l'on voit survenir de vraies accidents d'étranglement interne dans le cours d'une colique hépatique.

(1) V. aussi Laboulbène. Th. d'agr., 1860.—Axenfeld, Des névroses, p. 256.

Enfin dans quelques cas, où la douleur due aux calculs revêt les apparences d'un point de côté sans grande acuité, à marche irrégulière, sa véritable cause peut demeurer entièrement méconnue et on l'attribue à un léger degré de *pleurésie sèche*. L'auscultation méthodique, les antécédents du malade, l'état du foie, mais surtout l'état des fonctions digestives, le retour des douleurs sous forme irrégulière, parfois suivies d'une teinte subictérique des yeux, doivent empêcher l'erreur, en attirant vivement l'attention du côté du foie, alors même qu'il existe à la base quelques frottements.

Nous avons vu, que chez quelques sujets, la colique hépathique est accompagnée de frissons, et d'élévation de la température, que chez les gens âgés en particulier, ces accès fébriles peuvent être la seule manifestation de la migration des calculs; nous ne faisons que le rappeler, nous reviendrons sur le diagnostic de cette fièvre intermittente symptomatique de la colique calculeuse, quand nous connaîtrons mieux quelques éléments du problème qui nous font encore défaut.

Quand l'affection calculeuse est reconnue, les symptômes permettent-ils de porter un diagnostic plus précis et de prédire le siège ou le volume des calculs ? Quelques auteurs (Fauconneau-Dufresne, puis Frerichs) ont décrit isolément la symptomatologie des calculs engagés dans les radicules biliaires, les canaux hépatique, cystique, cholédoque et dans la vésicule, mais il est facile de voir, que ces descriptions n'ont pas de caractères tranchés. Trousseau, d'ailleurs, renonçait à cette précision. Nous avons indiqué en étudiant les symptômes de la crise vulgaire les signes qui permettent de reconnaître parfois (bruit de collision dans la vésicule), ou de soupçonner le siège d'un calcul : absence d'ictère, vomissements bilieux, douleur vive, quand le canal cholédoque est libre; diminution de la douleur, apparition de l'ictère, cessation des vomissements bilieux, quand ce conduit est obstrué ; nouvelle douleur suivie d'une détente générale quand le calcul est arrivé dans l'intestin, mais la valeur de ces signes n'est que relative, car bien souvent, ils manquent. Nous avons dit que la douleur limitée à gauche, avant une attaque et au début de celle-ci pourrait laisser supposer que les calculs siègent plus spécialement à gauche. Nous devons à notre collègue et ami M. Sabourin, communication d'une planche dessinée d'après une pièce trouvée à l'amphithéâtre, et dans laquelle un calcul, arrêté dans le conduit hépatique gauche, au point où cette branche pénètre dans le parenchyme avait déterminé des lésions exactement limitées à la région du foie correspondante ; bien que l'on n'ait aucun renseignement clinique sur ce fait, il est curieux de le rapprocher des cas où la douleur était localisée à gauche.

Quant au volume et à la forme des calculs, nous avons vu que la douleur est loin d'être proportionnelle aux dimensions ou même aux rugosités des cholélithes ainsi qu'on pourrait le supposer *a priori*.

Pronostic. — Il doit être considéré comme sérieux. En effet, bien que la crise douloureuse se termine d'ordinaire par le retour à la santé, on doit toujours craindre, après une première attaque, un retour agressif de la maladie ; de plus, avant de porter le pronostic, il faut tenir compte du fait suivant qui même en l'absence de nouvelles coliques peut acquérir une grande importance. Le passage du calcul éraille souvent la muqueuse déjà ramollie et enflammée ; par sa rétraction progressive la cicatrice qui succède à l'ultération peut entraîner un rétrécissement des voies biliaires. On comprend toutes les graves conséquences de cette éventualité quand le rétrécissement siège dans le cholédoque (1).

Enfin nous savons que, par lui-même, indépendamment des dangers ultérieurs qu'il fait redouter, l'accès de colique hépatique donne parfois naissance à de graves complications pouvant se terminer par la mort.

Le *traitement* sera étudié en même temps que celui des autres accidents de la lithiase biliaire.

(1) C'est ainsi que se produit la très grande majorité des rétrécissements cicatriciels des canaux biliaires. Nous n'admettrions qu'avec les plus grandes réserves l'influence du traumatisme (Cf. Straus, th. d'agrégation, p. 56), il n'en est plus de même des rétrécissements inflammatoires.

ARRET DU CALCUL.

(RÉTENTION BILIAIRE)

Les accidents consécutifs à l'enclavement du calcul sont, en général, bien autrement graves que ceux dus à la progression régulière. L'obstruction ainsi constituée a pour résultat immédiat, quand elle est complète, la rétention de la bile, bientôt suivie de la rétro-dilatation des canaux au delà de l'obstacle.

D'après les données de physiologie pathologique générale déjà exposées, on comprend qu'il faudra redouter ici, et les conséquences de l'ictère chronique, et celles de l'irritation persistante des voies biliaires par un corps étranger.

Les lésions anatomiques et les troubles fonctionnels sont toujours de même nature, quel que soit le point où s'est fait l'enclavement, mais ils varient par leur intensité, et leur généralisation selon le siège et la durée de l'occlusion. On comprend en effet, que l'obstruction du canal cystique n'empêchant pas l'arrivée de la bile dans l'intestin, ne saurait avoir les mêmes conséquences que l'obstruction du canal cholédoque.

Examinons rapidement ce qui a lieu dans la première circonstance, nous verrons ensuite les accidents qui naissent de la seconde.

A. — OBSTRUCTION CALCULEUSE DU CANAL CYSTIQUE. — Dans le cas le plus simple, l'occlusion de la vésicule est complète ;

la bile cesse d'arriver dans le réservoir ; celle qui y est contenue se résorbe, et les parois chroniquement enflammées, épaissies, se transforment en tissu fibreux qui se rétracte; le cholécyste, progressivement réduit de volume, ne contient plus dans son intérieur qu'une petite quantité de liquide, épais, muqueux ou muco-purulent, ou même uniquement que le calcul enserré par les parois de la vésicule souvent infiltrées de matière calcaire (1).

Cette disposition pendant la vie ne donne lieu en général à aucun accident et constitue, dans l'espèce, un mode de guérison. D'autres fois, la bile résorbée est remplacée par une sécrétion muqueuse ou séro-muqueuse (2). La collection ainsi formée a reçu le nom *d'hydropisie de la vésicule.* Elle peut prendre des dimensions considérables, mais cela est rare ; en général l'accroissement s'arrête quand l'augmentation graduelle de la pression est arrivée au point d'empêcher la sécrétion ; la tumeur demeure alors stationnaire pour diminuer ensuite. La tension douloureuse, la gêne, la tuméfaction dues à l'ectasie de la vésicule disparaissent, et a tumeur peut persister longtemps sans occasionner une gêne notable (Frerichs).

Enfin, le contenu de la poche devient parfois purulent et cette transformation prépare l'éclosion des accidents auxquels donne naissance la migration des calculs par des voies anormales (rupture dans le péritoine, perforation, fistules).

(1) Voir musée Dupuytren, n° 539. La même chose peut se produire quand le canal cystique est rétréci par une bride ou une cicatrice : Cf. Littre (Dre en 30 vol. — Comp. méd. Monneret et Fleury. — Bull. de la Soc. anat. Pinault, 1827. Ribes fils (1831), Dariste (1836) Durand-Fardel (1838), Richard (1846), Jacquemet (1850), Barth (1851), Benni (1866), Terrillon (1872). — Ogle (1868). Saint-Georges'Hospital Reports.

(2) Voir les analyses de Quevenne et Gubler. Comptes rend. Soc. de biol. (1850). — Frerichs (ouv. cité, p. 798). — Pitres et Regnard, Soc. anat., 1875.

L'obstruction du canal cystique, quand elle est incomplète, peut devenir l'origine d'une vraie *tumeur biliaire* ; cela se voit quand le corps étranger joue le rôle d'une soupape qui permet l'entrée de la bile dans la vésicule, mais en empêche la sortie. La tumeur biliaire, quels que soient son volume et sa nature, n'est pas exclusivement le résultat de l'oblitération du canal cystique : bien plus souvent elle accompagne la dilatation générale des voies biliaires, consécutive à l'obstruction du canal cholédoque, et nous la décrirons complètement au moment où nous nous occuperons de cet accident.

En résumé, l'enclavement d'un calcul dans le canal cystique donne rarement lieu à des phénomènes graves : s'il peut aire redouter la tumeur biliaire et les accidents inflammatoires avec toutes leurs conséquences, il favorise l'atrophie de la vésicule, et en opposant un obstacle à l'engagement de calculs cystiques supprime la principale cause des coliques hépatiques.

Abordons maintenant l'étude des accidents dus à l'obstuction du canal cholédoque, mais auparavant nous devons faire remarquer que nous ne consacrons pas un chapitre spécial à l'occlusion des branches principales du canal hépatique, ou à celle des radicules biliaires pour les deux raisons suivantes :

1° L'enclavement d'un calcul autochthone ou remonté des voies biliaires inférieures dans une branche du canal hépatique, est extrêmement rare (1) ; les lésions anatomiques observées dans ce cas sont absolument de même nature que celles développées après l'obstruction du cholédoque, dont elles ne diffèrent que par leur plus étroite localisation.

2° Les symptômes de l'ictère chronique peuvent exister ou faire défaut également, quand il n'y a que de la gravelle bi-

(1) Frérichs n'a constaté que trois fois l'existence de véritables concrétions un peu volumineuses dans les voies biliaires. Elle n'existerait que cinq fois sur cent d'après Tudichum.

liaire dans les canaux intra-hépatiques et quand un calcul est arrêté dans le cholédoque.

B. — Obstruction du canal cholodoque. Les calculs arrêtés dans ce conduit peuvent être très nombreux et ne pas déterminer un ictère permanent. Il existe plusieurs exemples de ce phénomène insolite : Le plus célèbre a été dessiné par Cruveilhier (Atlas d'anatomie, livre XII, pl, 5). Dans ce cas, de nombreux calculs remplissaient le cholédoque, le canal hépatique et ses branches, cependant il n'y avait pas eu d'ictère pendant la vie, la bile avait pu filtrer jusque dans l'intestin, en suivant, il est vrai, un trajet très accidenté; M. Charcot (*loc. cit.*) a été souvent témoin de faits analogues.

Quoi qu'il en soit, ces faits constituent l'exception (1). Quand le calcul est enclavé dans le canal cholédoque, il entraîne, en règle générale, une longue série d'accidents dont nous devons maintenant exposer l'histoire. La rétention de la bile consécutive à l'oblitération de ce conduit se traduit cliniquement par l'apparition de l'ictère: Elle a pour premier effet anatomique la dilatation progressive des voies biliaires et l'irritation de leur muqueuse. Celle-ci gagne bientôt toute la paroi puis le tissu conjonctif qui l'entoure périangiocholit et cirrhose biliaire). Le travail inflammatoire, au lieu d'être peu intense, peut acquérir un haut degré d'intensité et arriver à la suppuration (angiocholite suppurative et abcès du foie).

Ces changements dans la structure du foie entraînent à la longue des troubles dans la nutrition des cellules hépatiques ; à la fin une hépatite parenchymateuse peut venir compliquer l'hépatite interstitielle qui existe déjà depuis longtemps.

(1) Quant aux anomalies des canaux biliaires et aux théories qui expliquent l'absence d'ictère dans le cas d'obstruction du cholédoque par calculs biliaires. Voir Cruveilhier—Magnin, p. 23. — Barth et Besnier-Charcot. — Par contre l'obstruction des canalicules biliaires peut entraîner l'ictère lorsque les gros canaux sont perméables.

D'après la nature du processus décrit plus haut, on comprend que, si les lésions ne marchent point partout d'un pas égal, on puisse trouver à l'autopsie des altérations d'âge et d'aspect différents ; c'est ce qui arrive souvent, en effet. Chez un sujet mort à la suite d'une obstruction du canal cholédoque, il est habituel de constater en même temps une dilatation des canaux, des petits abcès et un degré plus ou moins prononcé d'hépatite interstitielle, mais dans la description, cette réserve une fois faite, on est obligé, sous peine de tout confondre, de procéder isolément.

Nous étudierons ces lésions dans l'ordre suivant indiqué d'ailleurs par la marche du processus anatomique :

I. Dilatation. Angiocholite simple, chronique ;

II. Lésions interstitielles et parenchymateuses (cirrhose biliaire, lésion des cellules) ;

III. Abcès du foie. (Angiocholite et periangiocholite suppurées).

I. Dilatation des voies biliaires. Tumeur biliaire (1). — L'ectasie porte d'abord sur les gros canaux et sur la vésicule. Le cholédoque peut arriver à dépasser le volume d'une anse intestinale ; les autres canaux sont dilatés dans de moindres proportions (volume du petit doigt).

La bile qui continue à être sécrétée et ne peut plus s'écouler dans l'intestin, s'accumule presque toujours dans la vésicule et la distend. La tumeur biliaire ainsi développée peut prendre des proportions considérables; dépasser celles d'une

(1) Petit. Mém. acad. roy. chir., 1743, I, p. 155. — Cruveilhier. Atlas d'anat. path., liv. XII. — Barth et Besnier. Dict. encycl., IX, 351 (loc. cit.) — Frérichs, 3e éd., pp. 134 et 791. — Charcot. Leçon sur les maladies du foie, p. 167. — Charcot et Gombault. Arch. de physiologie, 1876. Luton in Dre Jaccoud V, 961. — Murchison. Maladies du foie, 2e édition. — Musée Dupuytren, numéros 512, 537, 538, 542.

tête de fœtus, descendre jusqu'à l'ombilic, arriver au niveau de l'épine iliaque et même occuper l'hypogastre.

L'ectasie est encore très marquée au confluent des canaux, dans le hile du foie d'où elle s'étend progressivement aux rameaux intra-glandulaires et affecte principalement ceux qui sont entourés par la capsule de Glisson. Au contraire, les canaux plus petits, entourés presque immédiatement par le parenchyme hépatique qui leur oppose de la résistance, se dilatent moins. Cependant la dilatation peut être générale, régulière, s'étendre à tous les canaux intra-hépatiques, au point que le tissu propre du foie se trouve réduit à l'état d'une sorte de corps caverneux, creusé de cavités ramifiées, comme cela avait lieu dans un cas remarquable de Raynaud et Sabourin (Arch. de phys., 1879). Le foie est augmenté de volume, d'une couleur vert-olive foncé, parfois marbré de brun ou de rouge. La coupe montre les orifices béants, de canaux de diamètre variable, par lesquels s'écoule spontanément ou sous la moindre pression, une bile épaisse, altérée, contenant des sables, des graviers et même des concrétions biliaires reproduisant la forme ramifiée des petits canaux (1). La stagnation de la bile altérée dans ces diverticules favorise en effet la production de la lithiase.

D'autres fois le liquide qui s'écoule est louche, contient de petites masses épithéliales, se rapproche du muco-pus ; enfin il peut être incolore, blanchâtre. analogue en un mot à celui de l'hydropisie de la vésicule biliaire (2). Cette particularité n'est point d'ailleurs spéciale à l'obstruction calculeuse (3).

La dilatation s'accompagne généralement d'une lésion plus ou moins profonde des canaux ; déjà à l'œil nu, sur une coupe, on peut voir que les tuniques sont épaissies ; le microscope fournit des renseignements plus complets. L'épithélium de revêtement a le plus souvent disparu, on le retrouve

(1) Obs. Briquet. in Anat. path. de Cruveilhier, II, p. 835.
(2) Fabre (Soc. anat., 1830). — Richard, ibid., 1846.
(3) Corvisart (1848). — Frerichs, obs. VI.

sous forme de lambeaux ou de petites masses qui suffisent souvent à obturer la lumière des petits canaux (1). L'épithélium cylindrique serait remplacé dans les gros canaux par un épithélium plat (Frerichs) ; dans les petits canaux l'épithélium cylindrique serait au contraire conservé (Charcot). La paroi fibreuse prend part à ce travail inflammatoire ; elle s'épaissit et s'infiltre de leucocytes et il en est bientôt de même pour le tissu conjonctif périphérique.

En un mot, on voit qu'on a là les lésions d'une inflammation chronique limitée d'abord à la muqueuse, étendue ensuite à la tunique externe et enfin au tissu conjonctif qui l'entoure.

Chez les animaux auxquels on pratique la ligature du canal cholédoque, les lésions s'observent avec la plus grande netteté. Comme particularité anatomique intéressante mentionnons en passant, que dans l'observation déjà citée de Raynaud et Sabourin, la dilatation était portée à un tel degré que les glandes muqueuses annexées aux canaux y prenaient part.

Nous savons déjà que, dans un cas rapporté par M. Bouisson, le canal cholédoque contenait des fibres musculaires abondantes, formant un double plan, l'un circulaire, l'autre longitudinal ; de même ici, l'on a trouvé sur une petite poche formée par la dilatation du confluent des canaux hépatique et cholédoque, une couche de fibres musculaires visibles à l'œil nu et qui « au niveau de l'embouchure du cholédoque, forme un véritable muscle dont l'épaisseur atteint à peu près 1 millimètre. »

Quant au tissu propre du foie, il est comprimé, atrophié par la compression qu'il subit ; mais en dehors de cet étouffement les cellules qui restent peuvent encore subir des altérations spéciales, atrophie, pigmentation, dégénérescence

(1) Cette obstruction des petits conduits biliaires aurait pour effet, d'après une hypothèse de O. Wyss, rapportée par M. Charcot, de séparer en quelque sorte la partie sécrétante du foie de la partie excrétante et expliquerait la production, dans les canaux, du liquide blanchâtre ou incolore, muqueux (hydropisie).

granulo-graisseuse, dont nous nous occuperons quand nous ferons l'histoire des lésions parenchymateuses.

La dilatation, au lieu d'être générale peut, dans quelques cas d'obstruction du cholédoque, respecter la vésicule. D'ordinaire alors le canal cystique est oblitéré par un calcul ou par une bride cicatricielle, mais il est des cas ou rien n'a pu rendre compte de cette anomalie (1).

Symptômes. — La dilatation des canaux intra-hépatiques ne se trahit par aucun symptôme spécial et n'est pas soupçonnée au milieu du tableau clinique de l'ictère chronique dû à l'obstruction du canal cholédoque, si elle ne s'accompagne de la distension du cholécyste.

La vésicule quand elle est distendue vient faire saillie au-dessous des fausses côtes, en dehors du bord externe du muscle grand droit; si elle prend un grand développement, elle peut atteindre l'ombilic, descendre dans la fosse iliaque. A cette période, on comprend que si on n'a point de renseignements précis, on peut beaucoup hésiter sur l'origine d'une pareille tumeur; on cite même un exemple, ou la vésicule distendue avait pu acquérir un volume assez considérable pour avoir été prise et ponctionnée comme une ascite. Chez quelques malades la ponction a pu donner issue à plusieurs litres de bile. Ch. Bonnet en faisant une opération césarienne sur une femme arrivée au 9e mois de la grossesse trouva la vésicule du fiel si dilatée que les assistants crurent qu'il y avait un second enfant.

Ces faits sont exceptionnels : la tumeur biliaire est d'ordinaire beaucoup plus petite ; parfois obscurément mobile et donnant à la main une certaine sensation d'élasticité elle peut quand il s'établit des adhérences avec les parties abdo-

(1) La dilatation des canaux déterminée par le passage d'un calcu peut persister sans qu'il y ait obstruction du canal cholédoque après l'expulsion du calcul (Barth, Soc. anat., 1821). Mais nous ne faisons que la mentionner car elle ne nous paraît pas devoir donner lieu à des accidents.

minales sembler faire partie de ces parois. La tumeur ne garde pas toujours le même volume, on peut assister à son développement progressif, ou bien au contraire quand elle a déjà atteint un certain volume on la voit subir des alternatives d'augmentation, de diminution et même disparaître complètement. En même temps que ces changements, on constate d'autres phénomènes auxquels il faut prêter la plus grande attention : parfois des selles bilieuses abondantes, précédées ou non de légères coliques accompagnent cet affaissement de la tumeur; celui-ci peut être définitif et amener la guérison, ou bien, au contraire, la tumeur se reproduit d'une façon intermittente comme cela avait lieu dans l'observation VI du mémoire de J.-L. Petit.

Ce chirurgien raconte qu'ayant déjà vu des tumeurs biliaires disparaître spontanément, il déconseilla l'opération que voulaient faire ceux qui avaient cru reçonnaître un abcès du foie chez un homme en réalité atteint de coliques hépatiques. Son avis ayant été suivi le malade guérit en peu de jours, mais la tumeur persista, et « pendant trois années que j'ai vu cet homme vaquer à ses affaires, tantôt elle était quelquefois considérablement affaissée, et d'autres fois elle était aussi saillante qu'elle avait été dans le fort de la maladie, mais elle ne lui causait point de douleur; il la pressait lorsqu'il y sentait quelque tension et il en diminuait le volume en faisant couler une partie de la bile dans l'intestin; ce moyen ne lui réussissait pas toujours, mais il lui arrivait souvent que la nuit et quelquefois même le jour la tumeur se vidait comme d'elle-même et sans qu'il s'en aperçut. »

Barth et Besnier disent avoir été témoins de faits analogues. Andral a vu survenir une guérison rapide dans les mêmes circonstances : Dans tous ces cas, il faut supposer que le calcul étant retombé dans la vésicule, ou éliminé par l'intestin, le cholécyste trop longtemps distendu perd sa contractilité, et qu'il se produit une parésie analogue à celle qui suit la rétention prolongée d'urine. Duverney et Cruveilhier ont trouvé sur le cadavre des vésicules très distendues par la bile; la simple pression avec la main suffisait pour chasser ce liquide à travers les canaux qui étaient restés dilatés après le passage des calculs.

Mais la terminaison n'est pas toujours aussi favorable ; indépendamment de la gêne, des troubles digestifs et des phénomènes de compression entraînés par sa présence dans l'hypochondre, la vésicule distendue peut se rompre à la suite d'un traumatisme accidentel ou bien même spontanément pendant un effort musculaire, pendant l'accouchement, à la suite de simples efforts de toux (Budd) ; alors s'il ne s'est déjà établi une inflammation adhésive, capable de limiter l'épanchement, on voit éclater tout à coup les symptômes d'une péritonite suraiguë qui se termine rapidement par la mort.

De même, l'irritation continue produite par les calculs peut entraîner la suppuration et l'ulcération de la vésicule, et alors l'abcès ainsi produit peut s'ouvrir dans le péritoine ou dans une cavité voisine, entraîner une mort rapide ou donner lieu à une fistule (V. Angiocholite suppurée et fistules biliaires).

D'autres fois la tumeur biliaire contient de volumineux calculs qui pèsent sur le pylore et entraînent des troubles digestifs analogues à ceux d'un rétrécissement cancéreux du pylore (1). Si le sujet n'a qu'une jaunisse peu marquée, l'erreur est presque forcément commise quand la palpation permet de sentir une tumeur, de situation et de consistance analogues à celle que peut fournir une tumeur cancéreuse de cette région.

Pronostic. Nous n'avons pas besoin, après ce qui précède, d'insister sur sa gravité, mais c'est ici le lieu de signaler l'opinion des auteurs d'après lesquels la lithiase biliaire pourrait encore favoriser le développement du cancer des voies biliaires ; la coexistence fréquente de ces deux affections a donné naissance à cette idée. Il est possible, en effet, que la

(1) Porral. Journal hebdomadaire de méd., 1839. — Marotte. Union médicale, 1867.

lithiase par l'irritation continue qu'elle cause puisse développer le cancer chez un individu déjà prédisposé ; mais il est encore possible que la formation des calculs soit dans bien des cas consécutive à l'existence du cancer ; celui-ci n'a-t-il pas pour effet d'irriter tout l'appareil biliaire, d'altérer la sécrétion de la bile, et de gêner son libre cours vers l'intestin.

Le *diagnostic* de la dilatation et de la tumeur biliaire est très difficile quand il n'existe pas de jaunisse, mais, en général, comme nous l'avons dit, l'ictère chronique est la règle dans les cas d'obstruction du cholédoque, et l'ensemble clinique alors présenté par le malade doit éveiller sérieusement l'attention. D'ailleurs il ne faut jamais oublier de demander au malade affecté d'une tuméfaction dans la région de la vésicule, s'il a eu autrefois des coliques hépatiques, s'il en a encore, depuis que la tumeur s'est développée, s'il est sujet à avoir des accès fébriles revenant surtout le soir, si les garde-robes sont décolorées, etc.

Les réponses contribueront à faire porter le diagnostic, surtout si l'on apprend que la tumeur diminue après des crises douloureuses, suivies d'évacuations bilieuses.

C'est en se guidant d'après toutes les données précédentes, en délimitant autant que possible soigneusement la position de la tumeur, que l'on parviendra dans les cas difficiles à distinguer la tumeur biliaire de l'abcès du foie.

Le *cancer* du foie et mieux le carcinome gastro-hépatique peut être très facilement confondu avec la tumeur biliaire, surtout dans les cas où la coloration des téguments est peu marquée ; nous avons vu que dans un cas très difficile l'exploration thermométrique locale avait permis à M. le professuur Peter de faire le diagnostic; c'est donc un moyen qu'il faut absolument recommander, bien que nous ne possédions encore qu'une seule observation. Il est en effet très rationnel de penser que, dans les cas où il y a la moindre inflammation, elle se traduit par une hyperthermie locale. Les autres signes différentiels sont fondés sur des nuances plus ou moins difficilement appréciables suivant les sujets ; citons cependant les suivants : début plus lent, à forme plus spécialement gastralgique, vomissements et surtout hématémèses plus fréquents, crises douloureuses aiguës et accès fébriles intermittents plus rares, dans le cancer de l'estomac et du foie.

Les *kystes hydatiques* quand il n'y a pas eu de coliques hépatiques peuvent donner lieu à de sérieuses difficultés de diagnostic. Le frémissement hydatique, la largeur de leur base qui s'implante dans le foie et les y fixe tandis que la vésicule biliaire est pyriforme et fuit sous la pression (Frerichs) pourraient servir à les reconnaître.

M. Brousson, de Nimes, a publié dans l'Union médicale (1875) une observation de tumeur biliaire, prise pour une *ovarite suppurée ;* quelques jours après l'ouverture, alors que le diagnostic n'avait pas encore pu être mieux précisé, il tut possible d'extraire avec une pince, mais non sans quelque difficulté, un fragment d'un volumineux cholélithe.

Le diagnostic est très important à faire au point de vue de l'intervention thérapeutique. Aussi dans les cas douteux, i est permis de faire une ponction exploratrice ; celle-ci n'offre pas de grands dangers, elle peut même constituer un moyen de guérison (1). J. L. Petit, Trousseau ont cité des cas dans lesquels on s'est heureusement tenu à l'expectation.

Si le traitement antiphlogistique, si une malaxation prudente, si les purgatifs donnés dans le but de faire contracter la vésicule ne fournissent aucun résultat, il faut intervenir soit par la ponction, soit par l'incision qui a fourni dans ces derniers temps de beaux résultats à quelques chirurgiens (V. Traitement).

(1) Frerichs. Dixon in Pratictioner. Avr. 1876, Rev. S. M. VIII, p. 258.

II. — LÉSIONS PARENCHYMATEUSES

Cirrhose biliaire. — Altérations des cellules hépatiques.

Lésions macroscopiques. — Sous l'influence de la rétention biliaire et de la dilatation des canaux, le foie, du moins au début, augmente de volume. Ordinairement il dépasse les fausses côtes d'un ou plusieurs travers de doigt, mais dans quelques cas il a pu prendre des dimensions énormes, descendre jusqu'à l'ombilic (Bright), remonter dans le thorax jusqu'à la troisième côte (Fauconneau-Dufresne). Il devient, par le fait de cette hypertrophie, très facilement accessible à la palpation, et l'on peut constater ainsi pendant la vie les particularités suivantes généralement retrouvées à l'autopsie.

La surface du foie est lisse, régulière, on ne sent pas les nodosités qui signalent l'existence du cancer ou de la cirrhose atrophique. La percussion ou même la palpation permet de limiter assez bien le bord inférieur dont la régularité habituelle est interrompue par une saillie plus ou moins considérable que nous connaissons bien maintenant et qui est due à la vésicule plus ou moins distendue.

Le foie peut conserver plus ou moins longtemps cette augmentation de volume qui dure quelquefois toute la vie du malade, mais comme elle est due en grande partie à la production d'une variété spéciale de cirrhose, on peut voir, après un temps plus ou moins long, cet organe subir un retrait, reprendre ses dimensions normales, et même s'atrophier. Cette atrophie, dans la cirrhose par obstruction calculeuse, se montre quand le tissu conjonctif de nouvelle formation étant complètement organisé et passé à l'état fibreux, la rétraction succède à l'hypertrophie. Mais ce qui est remarquable c'est que, même à cette période, la surface reste encore sensiblement lisse et que si quelquefois à l'autopsie elle paraît légèrement rugueuse et comme chagrinée, elle ne présente pas ces saillies irrégulières (hobnailed liver) caractéristiques de la cirrhose atrophique des buveurs. A la coupe, quand le foie est volumineux, il est jaune verdâtre, cette coloration est également marquée à la périphérie, où existent très souvent, en outre, des traces de péritonite chronique. On voit les orifices des canaux biliaires contenant une bile plus ou moins altérée ; parfois aussi de petits abcès. Cette *congestion biliaire* intense peut s'accompagner de la rupture des conduits ; l'épanchement de bile ainsi constitué a été parfois désigné sous le nom d'apoplexie biliaire.

Enfin, signalons encore une particularité caractéristique du gros foie calculeux : en général ses bords restent tranchants au lieu d'être arrondis comme ils le sont dans la dégénérescence amyloïde (Budd, Charcot).

Ces lésions macroscopiques qui ne demandaient pour ainsi dire qu'à être regardées pour être connues, étaient déjà bien décrites depuis longtemps ; mais il était plus difficile de se rendre un compte exact de leur mode de production. Ce n'est que depuis quelques années que l'on commence à être fixé sur ce point. On a réussi, en effet à développer expérimentalement par la ligature du canal cholédoque toutes les lésions de la stase biliaire ; on est parvenu ainsi à préciser la nature de ces altérations secondaires, leur localisation et leur ordre d'évolution. Nous pouvons le dire avec plaisir, une large part des progrès réalisés dans cette voie revient aux travaux de notre pays.

Lésions microscopiques. — Pathologie expérimentale. — Les lésions du foie consécutives à l'obstruction du cholédoque sont de deux ordres : les unes, de beaucoup les plus importantes par leur développement rapide, leur constance et leur intensité, ont pour siège le tissu conjonctif des espaces et des fissures ; les autres, plus rares, sont constituées par des troubles de nutrition des cellules hépatiques, peu marqués en général quand ils existent.

Les altérations des cellules peuvent dans quelques cas

exceptionnels se développer avec une grande intensité. Alors ces éléments subissent une destruction rapide, analogue à celle qui constitue l'atrophie jaune aiguë (1) et le malade succombe avec tous les phénomènes d'un ictère grave, dont la marche s'est brusquement précipitée.

Les lésions du tissu conjonctif, avons-nous dit, sont les plus importantes et constituent la caractéristique anatomique de la maladie ; nous pouvons dès maintenant émettre cette proposition que nous justifierons plus tard au moyen de divers documents acquis au cours de l'étude qui va suivre :

L'obstruction calculeuse des voies biliaires entraîne une cirrhose absolument analogue à la cirrhose expérimentale causée par la ligature du canal cholédoque chez les animaux. Ces deux variétés d'hépatite interstitielle méritent d'être rapprochées de la cirrhose hypertrophique avec ictère, bien étudiée par M. Hanot dans une thèse aujourd'hui classique. Elles constituent un groupe anatomo-pathologique qui peut être désigné sous le nom de *cirrhoses biliaires* pour marquer ainsi et la nature et la localisation initiale du processus qui leur donne naissance.

Pour le démontrer, et pour bien interpréter ce que nous verrons se produire chez l'homme à la suite de l'obstruction des voies biliaires (2), procédons du simple au composé et voyons d'abord ce qui se passe chez les animaux dans les cas de ligature du cholédoque.

Leyden (3) n'avait observé que la dégénérescence graisseuse des cellules hépatiques sur des chiens auxquels il avait fait cette opération. Heinrich Mayer (4), plus heureux, avait pu

(1) T. Williams. Guy's Hospital Reports, 1843, rapporté in Budd, 3e édition, p. 216. — Frerichs.

(2) Nous n'aurons ici en vue que l'oblitération par un calcul, mais il est bon de dire que la lésion ne tient pas à la nature de l'obstacle, et que l'oblitération du cholédoque, quelle qu'en soit la cause, produit les mêmes lésions.

(3) Beitrage zur Pathologie des Icterus. Berlin, 1866.

(4) H. Mayer. Med. iahrbuch, 1872. — Cités par Charcot.

constater, outre la dilatation des gros canaux, une augmentation du tissu conjonctif intra et extra-lobulaire.

Wickham Legg, (1) en 1873, répète aussi sur des chats les expériences de Mayer, et arrive à des résultats plus complets.

Sur douze de ces animaux, qui succombèrent du deuxième au vingt-septième jour après la ligature, la lésion aux divers degrés de son développement était constituée par une augmentation progressive du tissu connectif, par l'hyperplasie des parois des canaux, et l'apparition de corpuscules lymphoïdes dans toutes ces parties nouvellement formées ; les cellules atrophiées ou infiltrées de graisse n'avaient subi de destruction sur aucun point. Tout ce travail morbide était dû, d'après l'auteur, à la propagation, suivant la paroi des canaux biliaires, de l'irritation traumatique occasionnée par la ligature.

Tel était l'état de la question sur ce point quand parut la *note sur les altérations du foie consécutives à la ligature du canal cholédoque* par MM. Charcot et Gombault (*Arch. phys.*, 1876). Elle contenait avec un résumé des travaux antérieurs la relation de sept opérations faites sur le cochon d'Inde et les résultats en grande partie nouveaux qu'elles avaient fournis à ces auteurs. A cause de son importance nous la résumerons : 7 animaux avaient été opérés : 5 sont morts du cinquième au douzième jour, le deuxième a été tué le dixième, le dernier le le vingt-troisième jour.

Le *foie*, pâle, jaunâtre, a toujours paru augmenté de volume dans une proportion très notable, mais W. Legg qui avait signalé cette hypertrophie, ayant pu observer une légère atrophie dans les cas où la survie a été de longue durée, il est possible que l'hypertrophie n'appartienne qu'aux premières périodes de l'évolution morbide.

Les gros canaux biliaires présentaient une dilatation notable, leurs parois étaient épaissies, le tissu conjonctif des parois, notamment dans la vésicule était infiltré de leuco-

(1) Saint-Bartolomew's Hospital Reports IX, 161, anal. in Rev. Sc. méd., III, 537.

cytes abondants, et présentait quelquefois de véritables abcès microscopiques ; mais la surface interne, malgré la dilatation du canal, était recouverte d'un épithélium cylindrique à cellules volumineuses.

La bile était épaisse, muqueuse, contenant des débris d'épithélium, et, des vibrions, dans un cas où elle put être examinée immédiatement après la mort. La nature inflammatoire de ces lésions n'était pas douteuse, elles avaient déterminé au niveau du hile la disparition du tissu cellulo-graisseux, abondant d'ordinaire dans cette région.

Les *lésions du parenchyme hépatique systématisées* peuvent être résumées ainsi : Dilatation des canaux portes : *Elargissement, par néoformation de tissu conjonctif, des espaces et des fissures interlobulaires*, c'est-à-dire *sclérose périlobulaire et monolobulaire. Développement anormal, à leur niveau, d'un grand nombre de canalicules biliaires interlobulaires qui se dilatent d'abord, s'insinuent dans les fentes et se prolongent jusque dans l'intérieur du lobule.*

Quant au lobule hépatique, presque intact au début, il diminuait plus tard par la destruction systématique (atrophie ?) des cellules, non par la compression. Il n'existait pas non plus de cirrhose intralobulaire, car, en un même point, les néoformations conjonctives et biliaires marchent d'un pas égal avec la destruction des cellules, et dans les parties encore intactes des lobules il n'y a pas plus de tissu conjonctif qu'à l'état normal. La dégénérescence graisseuse des cellules est très rare. La dégénérescence vitreuse s'observerait autour des petits abcès et des épanchements biliaires.

Dans toutes les autopsies MM. Charcot et Gombault ont trouvé de distance en distance, dans le foie, des amas de leucocytes qui doivent, d'après eux, être considérés comme des *abcès microscopiques*, ils sont situés à l'intérieur, mais à la périphérie du lobule,

En un mot, dilatation des canaux et angiocholite, sclérose périlobulaire et monolobulaire avec néoformation de capillaires biliaires : cellules hépatiques relativement très peu altérées, telles sont les lésions trouvées par les auteurs à la suite de la ligature du cholédoque. Comment faut-il les interpréter? Nous connaissons déjà l'hypothèse de Legg.

MM. Charcot et Gombault la repoussent en faisant remarquer que quelques-unes des expériences de Legg ne concordent pas avec sa théorie. Pour eux, la rétention de la bile paraît être la condition nécessaire des altérations. La dilatation rapide des conduits s'accompagne de prolifération épithéliale, puisque la surface interne des conduits dilatés est recouverte constamment d'épithélium cylindrique. Il y a donc eu irritation sous l'influence de la rétention et peut-être aussi de l'altération de la bile (vibrions). Le processus irritatif porte d'abord son action sur la muqueuse, pour cheminer ensuite de dedans en dehors vers les autres tuniques et atteindre secondairement le tissu conjonctif. Quant à l'apparition du nouveau réseau de canalicules biliaires, il serait le résultat non d'un bourgeonnement, mais d'une transformation des canalicules intra-lobulaires.

Tels étaient les résultats obtenus. Leur caractère de netteté et de simplicité étaient évidents. Ils ont été confirmés par tous ceux qui ont répété ces expériences, n'ajoutant que quelques points de détail. Chambard (1) a insisté, sur les lésions inflammatoires et néoplasiques des vaisseaux, pour expliquer la dégénération spéciale des cellules. Foa et Salvioli (2) ont opéré sur plusieurs espèces d'animaux (cobaye, chat, agneau, chien, poule). Ces auteurs pensent que les vibrions et bactéries trouvés dans la bile proviennent de l'état cadavérique et que ce liquide n'entraîne l'inflammation que par effet mécanique (dilatation); chez l'agneau, l'inflammation de l'appareil excréteur de la bile au-dessus de la ligature, est plus marquée que chez le lapin, et s'étend le long des gros troncs biliaires.

(1) Archives de physiologie, 1877.

(2) Archivio per le Science mediche. 1877, vol. II; 1878; analys. in Annali Universali di medicina. (Omodei, 1878, vol. 246, p. 201.)

Legg, dans un nouveau travail (1), dit qu'il a constaté les mêmes lésions que les savants français, mais défend contre eux sa manière de comprendre leur production. Pour l'auteur anglais, la prolifération conjonctive est en rapport direct avec ce que l'on peut appeler la brutalité de la compression. Legg reconnaît d'ailleurs qu'il règne encore beaucoup d'incertitude sur l'étiologie des cirrhoses en général.

D'après l'exposé des récents travaux sur cette question, nous pensons qu'il faut adopter une opinion éclectique. Il n'est pas impossible, en effet, que l'irritation due à la ligature, (et naturellement un peu moindre dans l'obstruction calculeuse,) puisse se propager à une certaine distance, en suivant les canaux hépatiques, et entrer ainsi pour une part peu étendue dans la production de la sclérose ; mais quant aux petits rameaux, il faut admettre, de toute nécessité, comme cause l'altération de la bile. En effet, d'abord il s'y forme des sables et des graviers qui consécutivement irritent d'une manière directe les parois avec lesquels ils sont en contact ; mais ce qui prouve bien mieux qu'il doit en être ainsi, c'est que, dans les cas où l'obstruction, expérimentale ou pathologique (2), n'a porté que sur une branche du canal hépatique, les lésions ont été localisées dans la portion correspondante du parenchyme. Si l'irritatation due à l'obstacle était la cause de la cirrhose, celle-ci propagée aussi bien en amont qu'en aval, ne devrait-elle pas s'étendre à tout le foie, en suivant les parois et la gaîne des vaisseaux biliaires ?

Ces points d'anatomie pathologique et de pathogénie étant maintenant connus, il nous devient très facile de comprendre les lésions consécutives à l'oblitération calculeuse du cholédoque qui les reproduisent presque identiquement (3).

(1) Note on the Cirrhosis wich follows Obstruction of the Bile-Ducts The Lancet, févr. 1877.

(2) Obs. XIII et XIV du premier mémoire de Legg. — Fait inédit de Sabourin.

(3) Charcot et Gombault. Contribution à l'étude anatomique des cirrhoses. Archives de Phys., 1876. — Foa et Salvioli, mém. cité.

Le nombre des observations où la vérification histologique a pu être faite est encore assez restreint; mais dans tous ces cas on a pu, comme après la ligature expérimentale, constater l'existence d'une angiocholite et d'une périangiocholite; celle-ci est d'abord plus marquée sur les gros conduits, puis dans les canaux portes, elle envahit enfin le tissu connectif des espaces et les fissures. L'hépatite interstitielle ainsi constituée est généralement diffuse, c'est-à-dire qu'elle s'étend à un grande étendue du foie ; mais elle a, comme premier effet, en prolongeant pour ainsi dire les fissures, si mal dessinées sur le foie de l'homme, d'isoler chaque lobule du lobule voisin, à la manière d'un îlot; elle justifie ainsi le nom d'*insulaire et périlobulaire*, créé pour désigner cette disposition.

On a constaté dans l'obstruction biliaire pathologique de même que sur le foie des animaux mis en expérience une multiplication des petits canaux biliaires se faisant dans des conditions analogues à celles que nous avons décrites plus haut.

A côté de ces ressemblances il faut noter quelques différences. La paroi interne est dépouillée de son épithélium (chez les animaux nous avons vu qu'il y avait au contraire une couche continue d'épithélium cylindrique); le tissu conjonctif de nouvelle formation est, en général, proportionnellement beaucoup moins abondant que chez le cochon d'Inde. Telles sont les deux principales différences : on voit qu'elles ne portent pas sur la nature, ni même sur l'arrangement; ce sont plutôt des détails dont l'explication est facile à trouver, dans la durée en général beaucoup plus longue chez l'homme, due à ce que d'ordinaire l'oblitération n'est pas complète, qu'elle cède peut-être quelquefois, et surtout qu'elle survient d'une façon beaucoup moins brusque. La survie possible, on le comprend, ne serait pas bien longue, s'il existait chez l'homme une oblitération absolue du cholédoque.

Parmi les observations, où ces dispositions ont pu être constatées dans la lithiase biliaire, nous signalerons surtout celles de MM. Pierret, Pitres citées (in Th. Hanot, p. 71), de Charcot et Gombault (1) (p. 295, mémoire cité), De Ducastel (Arch. de méd., 1876), de Beale (2) de Foa et Salvioli. Ces médecins ayant eu l'occasion, quelque temps après leurs expériences, de faire l'autopsie d'un sujet atteint d'obstruction biliaire, déclarent qu'il y a une grande analogie entre les lésions observées dans ce cas et celles qu'ils avaient reconnues chez le chien et l'agneau, après la ligature du cholédoque (Mém. cité). On voit donc que le processus semble bien être toujours le même, quelle que soit l'espèce de l'animal chez lequel se produit l'obstruction, et qu'il est juste par suite de le rapporter à une cause univoque.

Un certain temps semble être nécessaire pour que la lésion puisse évoluer chez l'homme ; en effet si le processus, au lieu d'être chronique, prend un grand caractère d'acuité et entraîne rapidement la mort du malade, à l'autopsie on trouve de nombreux abcès dans le foie, mais la lésion scléreuse systématisée n'a fait que commencer à se produire (*Obs.* Ollivier, in *Arch. de Phys.*, 1876, p. 463). Elle en est encore à ses débuts, tandis que les gros vaisseaux sont très dilatés.

La production des petits abcès biliaires, ou plus volumineux même, est un fait d'ailleurs à peu près constant dans l'occlusion du canal cholédoque, elle est signalée dans presque toutes les observations que nous avons relatées, mais tantôt très petits et très rares, ils n'ont que la valeur d'un

(1) Les auteurs ayant eu l'heureuse idée de faire dessiner sur une même planche (pl. I. Leçons sur les maladies du foie. — Pl. XIV. In Arch. de Phys, fig. 1 et 2) et en regard l'une de l'autre les lésions histologiques observées après la ligature expérimentale du cholédoque, et dans le foie de leur malade, la similitude frappe immédiatement les yeux, bien plus encore que ne peut le faire la description dont nous donnons ici un résumé.

(2) Arch. of med., t. I, p. 125 et résumée in Arch. de Phys., p. 297. — M. Barthélemy a présenté à la Société anatomique le foie d'un sujet mort de cachexie biliaire, due à l'obstruction de l'ampoule de Vater par un gros calcul. D'après la description macroscopique des lésions à la coupe qui sont exactement celles décrites dans la cirrhose biliaire, il est très probable que l'examen histologique, s'il eût été pratiqué, en eût fait reconnaître les lésions caractéristiques. (Prog. méd., 1879).

épiphénomène, utile à connaître néanmoins, puisqu'ils introduisent dans le tableau clinique de l'ictère chronique un symptôme important : la fièvre intermittente ; tantôt au contraire, ils acquièrent une gravité réelle. Qu'ils nous suffise de signaler ce fait ici, les abcès du foie consécutifs à la lithiase biliaire devant être étudiés plus loin.

Nous avons étudié jusqu'ici, l'obstruction des gros vaisseaux biliaires due à un gros calcul, de plus, nous savons que parfois, les grandes voies étant libres, il peut y avoir un ictère chronique du uniquement à la rétention de sables et de graviers dans les canaux intra-hépatiques. Or, si dans ces cas, l'irritation secondaire entraîne, comme il est permis de le supposer, des effets analogues à ceux de la ligature du canal cholédoque, il est évident que nous allons avoir le tableau complet des lésions anatomiques de la cirrhose hypertrophique avec ictère ; affection bien connue après les travaux de MM. P. Ollivier, Cornil, Hayem, mais surtout après la thèse de M. Hanot, et les leçons de M. le professeur Charcot.

En effet, quelles sont les lésions caractérisques de celle-ci? Angiocholite et périangiocholite des vaisseaux de calibre moyen, les grands conduits étant respectés, propagation de l'inflammation aux espaces et fissures, dilatation des canaux qu'ils contiennent, apparition des canalicules biliaires qui envahissent le lobule ; cirrhose périlobulaire et insulaire, qui devient ensuite progressivement intralobulaire ; présence fréquente de sable biliaire dans les radicules hépatiques, et pigmentation des cellules. En un mot, cette disposition reproduit exactement ce que nous avons vu pour les cirrhoses biliaires expérimentales ou calculeuses, avec cette différence qu'ici le point de départ a été dans les canaux de calibre moyen. Aussi comprend-on bien, comment M. Charcot, par la discussion approfondie des travaux antérieurs, et par le résultat de ses investigations personnelles, a réuni, par une synthèse que tout justifiait, la cirrhose expérimentale, la cirrhose par obstruction calculeuse et la cirrhose hypertrophique avec ictère, en un groupe commun, auquel on donne le nom de *cirrhoses biliaires*. On voit, maintenant comment se trouve établie, par tout ce qui précède, la proposition que nous avons émise en commençant cette étude.

Nous n'avons eu à nous occuper que de la cirrhose hypertrophique consécutive à la lithiase biliaire, et produite, soit par l'obstruction des gros canaux, soit par la présence de sables dans les canalicules; cependant il ne faudrait pas que l'on nous attribuât cette pensée, que la cirrhose hypertrophique reconnait toujours pour cause la lithiase biliaire.

Nous ne saurions défendre une opinion aussi exclusive et certainement erronée. On pourrait alors nous objecter, non sans quelque apparence de raison, que ces graviers, ce sable biliaire accusé d'être la cause de la cirrhose hypertrophique a pu, au contraire, se déposer sous l'influence d'un catarrhe indépendant de la cholélithiase. Il existe encore plus d'un point à élucider sur la cause de l'angiocholite primitive, origine de cette variété de cirrhose biliaire ; mais il est incontestable que, dans bien des cas, elle est sous l'influence de la lithiase des petits canaux. C'est ce qui avait lieu, par exemple, dans la remarquable observation de Gubler Th. de concours 1863), très précieuse, car elle a été recueillie longtemps avant qu'on eût commencé les études actuelles, et elle offre un exemple indiscutable de cirrhose hypertrophique.

M. Rendu (Dre Encyc., art. Foie, p. 136) a observé un cas de cirrhose hypertrophique coïncidant avec l'existence d'un calcul dans la vésicule, il regarde la lithiase comme une cause prédisposante de cette maladie.

On voit donc, par tout ce qui précède, quels progrès ont été réalisés durant ces dernières années dans l'étude des affections du foie consécutives à la lithiase, et dans la manière d'interpréter le rôle pathogénique de celle-ci : c'est ce qui explique les détails dans lesquels nous sommes entré.

Nous avons, au cours de cette étude, montré comment les cellules hépatiques se comportent devant l'envahissement du tissu conjonctif, nous n'ajouterons que quelques mots sur ce sujet. Les cellules, en dehors de la dégénérescence vitreuse et de la dégénérescence granulo-graisseuse limitée, aux cas indiqués, offrent très souvent une pigmentation notable. Dans quelques cas on a pu les voir se détruire et disparaître par un travail anologue à celui qui se produit dans l'atrophie jaune aiguë. Cette éventualité signalée par Williams, par Budd, est très rare ; Murchison en rapporte une observation (p. 279), Frerichs, qui la signale également, cite seulement une observation où la stase biliaire, (encore était-elle due à un cancer), a suffi à entraîner une atrophie aiguë (p. 284) il ajoute aussitôt : « cet état est assez rare ; dans la plupart des cas où la mort résulte de l'occlusion des voies biliaires on trouve à l'autopsie les cellules hépatiques, quoique gorgées de bile restées intactes. »

Cependant l'obstruction du canal cholédoque peut amener la mort avec les phénomènes de l'ictère grave, mais celui-ci est secondaire, produit, suivant un mécanisme que nous devons étudier, par la déchéance organique ayant pour point de départ l'insuffisance hépatique, consécutive à l'obstruction biliaire.

Si les lésions visibles au microscope sont généralement peu marquées, et ne se produisent qu'après un certain temps, il n'en est pas de même pour les troubles fonctionnels des cellules. Ceux-ci qui ont une très grande importance au point de vue de la physiologie pathologique paraissent exister aussi bien chez l'homme que chez les animaux mis en expérience : nous voulons parler de la disparition rapide du glycogène après la ligature du cholédoque. W. Legg n'avait pu trouver de sucre dans l'urine de ses chats dont il avait piqué le quatrième ventricule. Von Vittich émit l'idée que dans ces conditions la fonction glycogénique du foie pouvait être diminuée. Kulz et Frerichs qui ont pratiqué plusieurs fois cette opération, plus spécialement à ce point de vue (1), ont prouvé que cette hypo-

(1) Arch. fur die gesammte Physiol. Bd. XIII, anal. in R. S. M., IX, 534. —V. Exp. de Colrat et Lépine. Couturier et Valmont. Th. Paris, 1879.

thèse était vraie, et que, si dans ces conditions la piqûre du plancher du quatrième ventricule n'entraîne pas la glycosurie, c'est que le foie ne contient plus le glycogène nécessaire à sa formation.

Lésions des autres organes. — L'oblitération du canal cholédoque, complète et persistante, porte d'abord son action sur le foie où elle détermine la rétention et la cirrhose biliaires. A la longue, la résorption de la bile entraîne une dyscrasie sanguine, le nombre de globules rouges est beaucoup diminué, la circulation se fait mal, le cœur subit de graves altérations (dégénérescence graisseuse. Leyden, Charcot, Hayem. In Progr. méd. 1876, p. 295).

De plus, l'altération du foie retentit aussi secondairement sur les autres organes et entraîne les synergies morbides, ordinairement liées aux cirrhoses, et en particulier à la cirrhose biliaire (augmentation de la rate, péritonite chronique plus ou moins localisée, et à une période ultime, ascite (1), dilatation des veines œsophagiennes et gastriques, peut-être ulcères de l'estomac, (Henoch, Kolliker, Muller). Ces lésions secondaires se traduisent par des symptômes caractéristiques qui viennent s'ajouter aux symptômes de l'ictère chronique par résorption. Indépendamment de ceux-ci, le passage prolongé des matériaux de la bile, à travers le rein, altère tôt ou tard l'intégrité de ce filtre, d'autant plus importante à ce moment que l'émonctoire rénal doit accomplir non seulement sa tâche physiologique habituelle. mais encore suppléer à celle des voies biliaires qui ne déversent plus dans le duodenum un

(1) L'ascite est généralement peu abondante, cependant, chez une malade de M. le professeur Peter, elle a pu acquérir des proportions exceptionnelles. On a pu retirer plus de 100 litres de liquide par des ponctions successives. A l'autopsie, on trouva de nombreux calculs dans ces voies biliaires, le foie était diminué de volume, lisse et sur une coupe préparée par M. Hutinel, qui nous a communiqué ces renseignements, nous avons pu voir une cirrhose extra et intra lobulaire, marquée surtout autour des canaux biliaires, autour desquels elle doit avoir certainement débuté. La capsule de Glisson est épaissie.

liquide excrémentitiel très-important. Insister davantage sur tous ces points nous amènerait à faire la physiologie pathologique des ictères chroniques. Elle n'a rien qui soit bien spécial à la lithiase biliaire, aussi allons-nous dès maintenant exposer les symptômes entraînés par les lésions anatomiques décrites plus haut, mais nous n'insisterons que sur les plus importants ou sur ceux dont la valeur séméiologique est encore un objet de discussion (1).

Symptômes. — La coloration des téguments et de la conjonctive attire tout d'abord l'atention. Plus ou moins intense, plus ou moins ancienne, elle acquiert une grande valeur diagnostique quand elle s'est montrée à la suite d'une colique hépatique aigüe, ou bien encore quand elle s'est progressivement accentuée chez un individu ayant déjà présenté quelques accidents de la lithiase biliaire. La peau est généralement sèche, souvent elle devient le siège d'un prurit désagréable ; elle offre ça et là de petites ecchymoses analogues aux piqûres de puce, et en général d'autant plus nombreuses que l'ictère est plus intense et plus ancien. Elles annoncent une modification déjà avancée des petits vaisseaux, en même temps que la dyscrasie complexe dont nous ferons connaître plus tard les causes.

La conjonctive, et parfois les autres muqueuses offrent une teinte ictérique marquée. La coloration des téguments ne reste pas toujours au même degré ; progressivement sans grande douleur, ou au contraire à la suite d'attaques répétées, elle augmente et, peu marquée d'abord, devient ensuite vert-olive ou vert-noir (ictère noir). Inversement elle peut diminuer après un temps plus ou moins long, disparaître même, après une crise suivie de l'expulsion du calcul. Mais il en est rarement ainsi, et quand un ictère dure depuis plusieurs mois, il est bien rare de la voir disparaître tout à fait.

(1) Pour plus de détails. Cf. Straus. Des ictères chroniques. — Barth et Besnier, Rendu, Dictionnaire encyclopédique. — Magnin, th. 1869. — Tellechea, th. Paris, 1879. — Butel, th. Paris, 1877 et les traités spéciaux.

A une période plus ou moins avancée de la maladie, on peut voir apparaitre du xanthelasma, soit sous forme de petites plaques, (X. planum) soit sous forme de petites tubérosités qui ont pour siège de prédilection les paupières, mais peuvent se généraliser. Une particularité dont nous ne saurions d'ailleurs fournir l'explication, c'est que la plupart des travaux qui, dans ces derniers temps, ont appelé l'attention sur ce sujet en France et en Angleterre (1) s'appuient sur des faits où l'ictère chronique ne reconnait point habituellement pour cause la lithiase biliaire.

Les *troubles digestifs* sont fréquents chez ces malades ; l'appétit est généralement bien conservé, il serait même augmenté dans quelques cas et alors le malade résiste plus longtemps à la cachexie biliaire dont nous essaierons d'expliquer plus loin le mécanisme complexe, mais qui est l'aboutissant obligé de tout ictère prolongé. Malgré ce grand appétit, les malades sont maigres, et la raison en est fournie par ce fait que la digestion demeure forcément incomplète quand la bile n'arrive pas dans l'intestin.

Ce défaut d'absorption est encore beaucoup plus net dans les cas où un calcul d'un volume assez considérable s'arrête au niveau de l'ampoule de Vater, et empêche en même temps le suc pancréatique d'arriver dans le duodenum. C'est dans ces circonstances principalement que s'observe la *stéatorrhée* signalée par plusieurs auteurs dans les cas d'obstruction du cholédoque. Les graisses, en effet, n'étant plus soumises à l'influence de la bile ni du suc pancréatique ne sont plus émulsionnées, par suite, leur absorption est rendue impossible, et elles se retrouvent dans les garde-robes.

Mais en général, cette augmentation d'appétit, quand elle existe, ne dure pas longtemps ; l'anorexie est plutôt la règle,

(1) Moxon. Pye Smith (Lancet, 1873). — Hutchinson, 1873-1874. — Pye Smith Guy's Hospital Reports, 1877. (Anat. in Rev. S. m., VI, 1876). Murchison, 326-378. — Larraidy, th. Paris, 1877. — Straus, th. d'agrég., 1878. — Hillairet, Acad. de méd., 1878. — Chambard, France, méd., 1878.

les digestions sont pénibles, laborieuses, parfois interrompues par des vomissements. Il existe d'habitude une constipation assez marquée ; les selles sont décolorées, fétides leur décoloration qui ordinairement n'est pas absolue, dépend du degré d'oblitération du cholédoque. Cet état de choses est interrompu de temps en temps par des *crises de colique hépatique*, ces attaques qui indiquent le déplacement ou la migration du calcul, peuvent être accompagnées ou suivies de diarrhée bilieuse coïncidant avec une amélioration notable; dans d'autres cas, elles ne modifient pas la nature des garde-robes, et laissent au contraire à leur suite l'ictère augmenté d'intensité ; on peut penser dans ces cas que les coliques sont dues, soit au déplacement d'un nouveau calcul qui vient rendre plus complète l'oblitération déjà commencée, soit à la gravelle biliaire dont la formation est favorisée par la rétention de la bile.

Les *phénoménes nerveux* et les *altérations du sang* ne présentent rien de particulier dans l'ictère chronique par obstruction. Le sang est pauvre en globules rouges, ceux-ci sont altérés ; cette cause suffit à expliquer pourquoi les malades sont rapidement fatigués, pourquoi aussi le moindre effort entraîne chez eux de l'anhélation et des palpitations. L'altération du sang reconnait encore d'autres causes : lorsque l'ictère se prolonge et que le foie ne peut plus remplir ses fonctions hématopoiétiques, les matières extractives s'accumulent dans cette humeur, la leucine et la tyrosine s'y trouvent en plus ou moins grande abondance, l'urée au contraire semble devoir y être diminuée, mais on ne peut encore rien affirmer de précis à ce sujet. La dyscrasie ainsi constituée s'accentue davantage à mesure que la lésion hépatique augmente elle-même, et que le rein altéré à son tour ne permet plus l'issue de tous ces produits d'une nutrition vicieuse sur le point de s'arrêter.

Teinte jaune de la peau, troubles digestifs, selles décolorées, anémie, dyscrasie sanguine et troubles nerveux variables, tels sont les phénomènes ordinaires de tout ictère chronique par obstruction ; il nous reste à en signaler deux autres : les coliques hépatiques et la fièvre intermittente symptomatiques, qui se recontrent plus spécialement dans l'ictère, par obstruction calculeuse.

Les attaques de colique hépatique répétées, chez un sujet qui a eu autrefois des accidents analogues, ou simplement des troubles dyspeptiques de la nature de ceux que nous avons étudiés sous le nom de *coliques frustes*, permettent déjà de penser que l'on a affaire à une obstruction calculeuse, mais il est encore un autre symptôme dont il faut tenir le plus grand compte, nous voulons parler de la fièvre hépatique. Ces accès fébriles se montrent de préférence le soir, et affectent la forme d'accès intermittents ; s'ils peuvent s'observer dans les cas d'obstruction du cholédoque indépendants de la lithiase biliaire, et même dans le cas de cancer du foie, il ne faut pas oublier qu'ils sont de beaucoup plus fréquents dans la cholélithiase ; nous pouvons dès maintenant dire que la raison de ce fait (exposée d'ailleurs plus loin d'une manière complète) nous est fournie par l'existence fréquente de pus dans les canaux biliaires.

En dehors des accès, la *température* générale est normale, souvent même un peu abaissée de 1° ou 1° 5, Frerichs a observé deux fois 36 ° 1 ; dans l'obstruction biliaire calculeuse, Leichtenstern (1) deux fois 35 ° 3 (temp. Rect.), et une fois 35 ° 5 (temp, ax.), M. Brouardel, chez une de ses malades, a plusieurs fois observé des chiffres inférieurs à 35° ; un jour la température est descendue le matin 33 ° 8 et le soir elle n'était qu'à 34° 2.

Cependant les complications (angiocholite, abcès du foie) peuvent non seulement donner lieu à la fièvre intermittente, mais encore laisser persister une élévation de température entre le retour des accès, quand les lésions inflammatoires sont très marquées. C'est ce que Monneret exprimait en disant que vers la fin, la fièvre intermittente devient rémittente.

(1) Lechtenstern in Ziemssen. VII, p. 383, 1876.

Le *pouls* est en général diminué de fréquence dans l'ictère chronique, sauf au moment des accès, où il peut s'élever au-delà de 100, 110. La tension artérielle a été évaluée d'une façon différente par MM. Marey et Kleinpeter (Th. de Nancy 1874), qui l'ont trouvée augmentée, et par Lorain qui l'a trouvée plutôt diminuée.

Troubles cardiaques. — Troubles de la circulation. — Nous avons vu, quand nous avons étudié la colique hépatique comment une affection prolongée des voies biliaires peut entraîner la dilatation et l'hypertrophie cardiaque ; il faut signaler encore et en première ligne, cet affaiblissement du cœur indiqué par tous les auteurs : sous cette influence, Leyden (1) a vu des caillots se former dans l'oreillette droite et devenir la cause d'embolie pulmonaire.

Dans l'ictère par obstruction il ne faut pas omettre de signaler la fréquence des épistaxis.

Si l'obstacle au cours de la bile ne diminue pas, les troubles généraux augmentent, l'ictère devient plus foncé, la cachexie s'établit : après quelques temps on voit survenir les phénomènes d'un ictère grave secondaire, abattement, prostration hémorrhagies par diverses voies surtout hémorrhagies du tube digestif et épistaxis, enfin le malade succombe dans un état d'adynamie profonde. D'autres fois, ces phénomènes, au lieu de s'établir progressivement, se déclarent avec une grande rapidité après un accès de colique hépatique intense, le malade tombe bientôt dans le coma, et meurt sans avoir repris connaissance.

Bien souvent, la raison de cette marche différente des phénomènes est expliquée à l'autopsie par l'état des reins, et durant la vie par l'examen des urines.

Urologie. — Les urines offrent une coloration plus ou moins foncée suivant l'abondance du pigment biliaire éliminé. Leur analyse qualitative et quantitative, fournit sur l'uropoïèse et sur l'état du rein, des renseignements très im-

(1) Cité par Charcot.

portants dont dépend en grande partie le pronostic. La présence de l'albumine entraîne toujours un pronostic sérieux, il en est de même de la diminution de l'urée qui coïncide d'ordinaire avec l'apparition de la leucine et de la tyrosine.

Les analyses d'urine faites à ce point de vue, dans l'ictère chronique par obstruction calculeuse, sont encore peu nombreuses. Nous n'en connaissons que six, et dans quatre seulement la leucine et la tyrosine ont été cherchées. Ce sont par ordre de date : celles de Harley et de Virchow (1) de Murchison (p. 279.) de Brouardel (2), enfin celles de Brouardel (3) et Regnard (4). Dans ces deux derniers cas, l'ictère chronique se compliquait de fièvre intermittente hépatique très prononcée. Dans toutes ces observations l'urée a diminué dans des proportions très notables, la quantité dans les 24 heures a été une fois de 1 gr. 50 (obs. Brouardel) et en général se maintenait entre 4 et 5 gr., par contre, la leucine et la tyrosine ont été trouvées, quand on les a cherchées, dans les urines; sauf dans le cas de Virchow, où elles ont été trouvées dans le foie. On voit donc que, de même que cela existe dans l'atrophie jaune aigue du foie, dans l'ictère chronique secondaire quand le parenchyme arrive à un degré d'altération assez intense, l'urée diminue dans l'urine, et y est remplacée par des produits inférieurs. Ce qui a lieu dans les cas de fièvre intermittente hépatique, où l'urée passe en plus grande quantité les jours apyrétiques que les jours fébriles, fait supposer que lorsque ce produit est si rare dans l'urine, c'est un défaut de production et non un défaut d'élimination qu'il faut accuser. La similitude de ces résultats avec ceux fournis par l'examen des urines dans l'ictère grave primitif nous permet de penser que les observations confirmatives des précé-

(1) On Jaundice. London, 1853. — Virchow's. Archiv., t. VIII, p. 355. Cités par Charcot, p. 166.

(2) L'urée et le foie. Arch. de phys., p. 556.

(3) Ibid., p. 565.

(4) Soc. de biol., 1873.

dentes deviendront plus nombreuses, quand des recherches seront faites dans cette direction.

Tant que le rein fonctionne bien, qu'il permet le passage des matériaux de la bile, qui auraient du s'éliminer par l'intestin, et des matières extratives accumulées dans le sang, par suite des troubles de nutrition dus à l'insuffisance hépatique, le danger peut être encore éloigné, mais il est proche, quand ces conditions cessent d'être remplies. Or le passage du pigment et des acides biliaires a une influence nocive manifeste sur l'épithélium rénal. A un moment plus ou moins éloigné, selon la résistance du sujet, et selon le degré de l'obstruction, l'équilibre instable qui existe sera donc rompu, et les accidents se précipiteront vers le dénouement fatal (1).

Marche. Durée. Terminaison. — Il est bien difficile d'indiquer avec précision la marche et la durée de l'ictère chronique dans la cholélithiase. Quelquefois la maladie ne marche pas vite, et ce n'est qu'après plusieurs, mois que le malade succombe aux progrès de la dénutrition, dans l'affaiblissement et le marasme. Alors à l'hypertrophie du foie peut succéder l'atrophie ; à ce moment, l'ascite, généralement très tardive, se montre, et peut acquérir dans quelques cas un grand développement.

Il est de beaucoup plus fréquent que la terminaison fatale se montre avec les phénomènes de l'ictère grave. Alors la fièvre s'allume, ou au contraire la température descend et reste au dessous de la normale ; des phénomènes nerveux ataxiques ou ataxo-adynamiques se montrent et acquièrent une grande intensité; des hémorrhagies abondantes se font par des voies diverses (Ollivier, Buttner ont cité chacun un cas d'hémorrhagie cérébrale), enfin le malade tombe dans le coma et ne

(1) Cf. Lecorché. Maladie des reins. — Vulpian. Leçons de l'école (1874). — J. Mobius. Des reins dans l'ictère. (Archiv. der Heilkunde, 1877.) — Bouchard. Gaz. hebdom., 1877. — Decaudin. Th. Paris, 1877. — Charcot. Société anat., janvier 1876. Discussion d'une obs. Cuffer. — Mossé. (Th. Paris, 1879.)

tarde pas à mourir. D'autres fois la mort arrive d'une façon brusque par syncope, ou d'une manière très rapide par l'effet des complications inflammatoires ou autres (péritonite par perforation, ulcérations, hémorrhagie, pyohémie),

La terminaison cependant n'est pas toujours fatale; les auteurs citent des cas où l'ictère chronique dû à la lithiase biliaire a duré très longtemps ; parmi les faits d'une durée exceptionnelle, citons ceux de Hertz (1) 3 ans, de Ramskill (2) deux ans et demi. Dans tous ces cas il faut admettre que l'obstruction du cholédoque est incomplète, bien que les selles soient notablement décolorées (cas de Hertz), ou bien que l'ictère est le fait de l'oblitération seulement d'une plus ou moins grande partie des canaux biliaires intra hépatiques ; dans cette hypothèse, la gravelle biliaire placerait le malade dans les conditions analogues à celles de la cirrhose hypertrophique, qui peut durer 6 ou 8 ans avec des alternatives d'aggravation et d'amélioration.

Murchison pense que la mort dans l'oblitération du canal cholédoque survient d'ordinaire en 18 mois. Ainsi posée, cette assertion ne paraît guère pouvoir être soutenue ; en effet, c'est croyons-nous, de l'état antérieur du sujet, de son état de vigueur ou de faiblesse, et surtout de l'intégrité de la fonction rénale que dépendent la durée et la terminaison de l'ictère chronique calculeux. Si le sujet est déjà faible ou si le rein est altéré, la mort survient avec rapidité. C'est ainsi que s'expliquent les cas de mort rapide dans le coma cités par Murchison et dans lesquels cet auteur trouva de l'albumine deux fois sur trois dans l'urine. Tout récemment encore, dans le service de M. le professeur Charcot à la Salpêtrière, chez une vieille femme atteinte d'ictère calculeux, et morte en peu de jours, les reins présentaient les lésions de la néphrite parenchymateuse à une période avancée (note com., par M. Ballet). C'est par la faible résistance, par la débilité

(1) Berlin. Klin. Wochenschr. 1876. Cité par Straus.
(2) Cité par Murchison. Th. Lancet, 1876.

fonctionnelle inhérente à cette période de la vie, qu'on peut expliquer la rapidité avec laquelle l'ictère calculeux par obstruction prend les allures de l'ictère grave chez les nouveau-nés et chez les tout jeunes enfants.

Nous réunissons ici ces faits à cause de leur rareté ; on verra que plusieurs fois le calcul occupait le cholédoque (1).

Mais l'ictère chronique peut se terminer par la guérison après une durée quelquefois assez longue. Murchison cite un cas exceptionnellement favorable, observé chez une dame de ses clientes : l'ictère avait duré 6 ans (p. 378). Dans un 2e cas la guérison survint après 20 mois ; Frerichs, un cas après 7 mois. Une malade de M. Brouardel, qui était entrée en décembre avec un ictère jaune foncé, sortait guérie en avril ; l'ictère n'avait commencé à diminuer que le 20 mars. A ce sujet enregistrons ici une remarque intéressante de M. Brouardel. Dans trois cas, dont un, celui que nous venons de citer, est rap-

(1) Lieutaud. — Un enfant vint au monde avec une jaunisse intense, il pleurait continuellement et poussait de hauts cris ; il mourut le vingt-cinquième jour de sa naissance. Viscères sains à l'exception du foie qui est rouge violet ramolli et augmenté de volume. Calculs dans les canaux biliaires et dans la vésicule, un du volume d'un pois est situé à l'insertion du cholédoque dans le duodenum. (Hist. anat. méd., rapporté par Portal, p. 125.)

Portal. (Ibid.) « Chez deux enfants morts peu de temps après la naissance avec une jaunisse intense, le foie était infiltré de sang et les conduits de la bile pleins de concrétions qui avaient bien pu s'opposer à l'écoulement de ce liquide dans l'intestin duodenum..

Cruveilhier. — Deux cas observés chez de très jeunes enfants ; l'un âgé de 5 à 6 mois était mort tuberculeux.. (12e liv., p. 6, avec planche.)

Bouisson (p. 187). — Chez un nouveau-né qui a succombé à l'hôpital général de Montpellier avec un ictère intense, il existe trois calculs dans la vésicule ; la bile est épaisse. Oblitération commençante du canal cholédoque.

Cuffer. (Soc. anat., juillet 1877.) — Ictère intense chez un enfant de douze jours apporté le 5 juillet 1877 dans le service de M. le professeur Parrot avec des signes d'athrepsie bien accusés. Hématuries le 16 et le 13, mælena, en un mot véritable hémophilie. Mort le 22 juillet. Foie de teinte bronzée, ramolli. Vésicule vide réduite à l'état d'un petit canal ; calculs oblitérant le canal cholédoque et le canal cystique. Hémorrhagie intra-musculaire du psoas.

porté (p. 563 Arch. de physiologie 1876), et deux autres inédits, observés l'un chez une dame de 38 ans, l'autre chez un monsieur de 55 ans, ce professeur a vu des ictères chroniques disparaître quelques jours après un collapsus avec refroidissement. Chez la malade observée à l'hôpital la température descend un jour à 33° 8 le matin, reste à 34°2 le soir ; mais à partir de ce moment, une amélioration se montre et bientôt s'accentue chaque jour ; chez les deux autres malades la température n'a pas été prise.

« Dans ces trois cas, dit M. Brouardel, il semble probable, et il est certain pour le malade âgé de 55 ans, qu'il n'y avait pas de calculs, mais de la boue biliaire ; elle a été tamisée et retrouvée. Ce signe a donc une valeur qui n'est encore que relative, temporaire jusqu'à nouvelles informations. » (Note inédite).

Ces faits méritent d'attirer l'attention, des observations ultérieures pouvant seules nous enseigner quelle est la valeur séméiologique de ces températures basses centrales, qui au lieu d'indiquer un danger imminent, ont annoncé une guérison prochaine.

Le *pronostic* résulte de ce que nous venons de dire. On a vu quelles sont les conditions qui doivent faire craindre une terminaison fatale à bref délai. Les cas de guérison sont malheureusement trop rares ; l'expulsion seule des calculs, coïncidant avec la diminution ou la disparition de l'ictère, peut permettre de l'espérer et encore la santé ne se rétablit-elle pas complètement.

Diagnostic. L'ictère chronique d'origine calculeuse s'accompagne assez souvent de tumeur biliaire ; nous avons indiqué plus haut les signes qui permettent de reconnaître cette tumeur et de la rapporter à sa véritable cause. Quant aux symptômes qui permettent de faire le diagnostic étiologique nous avons indiqué suffisamment, en étudiant la symptomatologie, que c'est surtout d'après un ensemble que l'on doit se guider ; l'existence de coliques hépatiques antérieures, le retour des crises douloureuses analogues à celles dont a déjà souffert le malade, la plus grande fréquence de la fièvre intermittente symptomatique, sont les principaux signes qui, en l'absence de tumeur biliaire, assureront le diagnostic. Il ne faut pas oublier cependant que dans quelques cas il peut présenter de réelles difficultés.

Pathogénie des troubles de la nutrition. — Nous n'avons pas à faire ici la théorie de l'ictère grave par obstruction. Il rentre dans la catégorie des ictères graves secondaires, et, comme ceux-ci, il est le résultat d'une toxémie complexe, dont les causes bien étudiées par M. le professeur Vulpian (1) ont été ainsi résumées par lui : « 1° Troubles de l'hématose hépatique ; 2° présence de la matière biliaire dans le sang ; 3° pénétration dans ce même liquide de principes provenant de la décomposition des substances azotées, soit de celles qui sont amenées au foie par le sang, soit de celles qui entrent dans la constitution des éléments de l'organe. »

Nous avons eu l'occasion dans un précédent travail de nous ranger entièrement à cette manière de voir (Th. inaug., p. 146 et 162). Mais si, après avoir admis le processus général, nous cherchons par l'étude des symptômes à saisir la cause prochaine des troubles de la nutrition dans *l'insuffisance hépatique* (2) produite par l'obstruction calculeuse, il nous semble permis d'accorder au foie un rôle plus actif que ne seraient disposés à le concéder quelques-uns de nos maîtres (3). Pour des raisons trop longues à donner ici, mais que nous avons exposées ailleurs, et qui pourraient être encore développées, nous inclinons à penser que le foie joue un rôle important dans la production de l'urée, ou au moins dans l'élaboration de ce produit.

(1) Vulpian. Cours de la Faculté, 1874.

(2) Cette expression dont nous nous sommes servi (Etude sur l'ictère grave, p. 150) pour désigner toute la catégorie des ictères graves secondaires qui se montrent quand le foie est le siège de lésions progressives qui entraînent d'abord la diminution puis la suppression de son activité physiologique nous paraît devoir être conservée. Elle a l'avantage de désigner en même temps le syndrome clinique et sa cause.

(3) Vulpian. Clin. de la Charité, 1879, p. 256.

Dans cette hypothèse, il devient permis d'exposer de la manière suivante la filiation des troubles progressifs de la nutrition dans l'ictère grave secondaire dû à la cholélithiase, et en général dans tous les cas d'insuffisance hépatique, consécutives à la rétention biliaire.

Dans une première période, la fonction glycogénique est entravée (expériences de Legg, Kultz, Frerichs), le sucre, élément plastique essentiel ne se forme plus dans le foie, et le malade obligé d'emprunter à son organisme les hydrocarbures déjà formés, commence à maigrir ; l'amaigrissement est encore augmenté par la dyspepsie intestinale résultant de la suppression de la bile dans la digestion.

A cette période, pendant un temps plus ou moins long, si le rein n'est pas malade, l'excrétion des matières biliaires, qui auraient dû être éliminées par l'intestin, se fait par le rein, les matières albuminoïdes sont suffisamment transformées par le foie, et la toxémie secondaire n'est pas encore constituée.

Mais bientôt si le calcul reste en place, si l'oblitération ne diminue ou ne disparaît pas, le foie s'altère progressivement de plus en plus ; les matières extractives (leucine tyrosine), *produits d'une nutrition incomplète*, augmentent dans le sang ; le rein altéré par le passage prolongé des produits biliaires et peut-être aussi par celui des matières extractives s'oppose désormais à leur élimination. Nutrition vicieuse, toxémie secondaire chaque jour croissante, répercussion de ces deux phénomènes morbides l'un sur l'autre, telles sont désormais les causes des accidents graves qui s'enchaînent et termineront bientôt la scène pathologique. Si déjà le rein est malade, ou s'il existe une débilité constitutionnelle antérieure, les accidents se précipitent, mais sont toujours du même ordre et de la même nature.

III. — INFLAMMATION SUPPURATIVE DES VOIES BILIAIRES.

Angiocholite. Périangiocholite. Cholécystite suppurées.
Fièvre intermittente hépatique.

L'histoire de cette partie des complications de la lithiase biliaire est de date récente ; ce sont les travaux de Monneret, de Frerichs, de Leyden, de Luton (le premier qui ait employé le terme d'angéiocholite), la thèse de Magnin, enfin les récents travaux de physiologie expérimentale, qui nous l'ont bien fait connaitre.

La cholélithiase a pour premier résultat constant, ainsi que nous l'avons vu, une angiocholite catarrhale, bientôt suivie de périangiocholite ; mais ses effets ne se bornent poin toujours là, l'inflammation peut prendre un grand caractère d'intensité et entrainer la suppuration. Déjà, en étudiant la dilatation des voies biliaires, nous avons été amené à montrer que, sous l'influence de la stagnation biliaire et de l'inflammation des conduits, le contenu des canaux devient souvent épais, muco-purulent. Quand nous avons étudié la nature du travail prolifératif qui se fait dans la gaîne des vaisseaux et dans le tissu conjonctif, nous avons vu que ces régions pouvaient être infiltrées de leucocytes abondants dont la réunion constitue de vrais petits abcès microscopiques. Maintenant nous devons nous arrêter plus longtemps sur les accidents déterminés d'ordinaire par l'obstruction calculeuse persistante, mais que l'on peut voir aussi se développer à la suite d'une obstruction passagère.

L'*angiocholite purulente* (1) peut être généralisée, mais d'ordinaire elle occupe les canaux de petit calibre et les dilatations ampullaires qu'ils forment. Le pus sécrété, mélangé à la bile, au mucus souvent aux sables et aux graviers,

(1) A part les ouvrages déjà cités : Cf. Benn. Société anatomique, 1867. — Thèse Pentray, 1869. — Joffroy. Société de biologie (1869). — Manuel d'histologie de Cornil et Ranvier, pp. 902 et 952.

donne au liquide qui remplit ces dilatations un aspect verdâtre.

On désigne sous le nom d'*abcès biliaires* les petits kystes purulents ainsi formés : leur volume ne dépasse pas généralement celui d'un petit pois d'où encore les noms *d'abcès miliaires*, *pisiformes*, *lenticulaires*. A la coupe, quand cette disposition est généralisée, le foie offre un aspect spécial qui avait déjà frappé Cruveilhier, avant que la lésion que nous décrivons ne fût connue. Sur un sujet dont la vésicule biliaire et le cholédoque contenaient des calculs assez volumineux, cet anatomiste trouva un gros foie « qui offrait à sa surface et dans son épaisseur une quantité prodigieuse, un million peut-être de tubercules blanchâtres, d'inégal volume, séparés par un tissu sain. Chacun de ces tubercules était un petit foyer purulent enkysté dont les parois étaient très épaisses. L'aspect tuberculeux, l'épaisseur des parois des kystes m'ont fait soupçonner que ces petits abcès pourraient bien être développés dans les radicules biliaires. » (XIIe livr. p. 6).

Tous les auteurs qui se sont succédé ont attribué ce mode de formation aux abcès lenticulaires observés dans la rétention biliaire dont la cholélithiase est la cause de beaucoup la plus fréquente.

Dans une note de leur mémoire, MM. Charcot et Gombault disent que ces petits abcès pourraient bien avoir, en plusieurs circonstances, une origine un peu différente et se développer primitivement dans les parois et non dans l'intérieur de la cavité. Voici comment s'exprime à ce sujet M. Charcot dans ses leçons : « Les petits abcès se forment à la périphérie des conduits biliaires dont le diamètre varie de 20μ à 30 ou 40μ. On pouvait suivre avec facilité toutes les phases de l'évolution de ces abcès sur des préparations qui nous ont été communiquées par M. Malassez et sur des pièces disposées par M. Gombault. Ces dernières provenaient d'un sujet qui avait succombé à l'oblitération calculeuse du canal cholédoque. »

D'après ce professeur voici comment se fait leur développement : il se dépose souvent des leucocytes en quantité très abondante dans les parois et surtout dans le tissu conjonctif qui les entoure. Cet amas de petites cellules prédomine en général sur un des côtés du canal ; à un degré plus avancé, il se produit de véritables globules de pus fréquemment chargés de pigment biliaire, au centre des amas de cellules, les leucocytes en s'agglomérant constituent enfin de véritables abcès qui pénètrent dans la substance des lobules. » (p, 171). Ce qui prouve bien que le point de départ n'est pas à la surface de la muqueuse du conduit, c'est que l'épithélium cylindrique de celui-ci est conservé.

Les cellules hépatiques ne prennent point part à ce travail inflammatoire.

Ainsi les *petits abcès* que l'on trouve dans le foie à la suite de l'obstruction calculeuse reconnaissent une double origine : les uns sont dus au catarrhe purulent des canaux ; les autres constituent la première période de développement d'un véritable abcès de foie (périangiocholite suppurée) qui peut rester localisée ou prendre un grand développement.

Les *abcès volumineux* observés dans la lithiase biliaire peuvent encore être formés par un autre mécanisme. Ils seraient dus à la rupture ou à l'ulcération d'un conduit dilaté dans le parenchyme du foie. Il se forme alors, sous l'influence irritante de la bile altérée, de larges cavités purulentes communiquant directement avec les canaux biliaires comme les cavernes pulmonaires communiquent avec les bronches (1). Ces abcès, on le comprend, diffèrent par leur structure et par leur dimension des collections puriformes, dues au catarrhe purulent d'un canal dilaté. Déjà la division en foyers purulents intra-ampullaires et *abcès biliaires* proprement dits, avait

(1) La comparaison de ces abcès dans lesquels il y a destruction véritable du parenchyme et non refoulement excentrique par un canal dilaté, avec les dilatations bronchiques sacciformes. (Frerichs, p. 780), nous paraîtrait pouvoir beaucoup mieux s'appliquer à l'ectasie canaliculaire partielle qu'aux abcès biliaires proprement dits.

été indiquée nettement dans un travail de M. Joffroy, fait sous l'inspiration de M. Charcot et présenté à la Société de biologie (1869). Aujourd'hui que la physiologie expérimentale a permis de reproduire des lésions analogues à celles qu'entraîne la cholélithiase chez l'homme, et de surprendre le mode de formation de ces abcès, on peut penser que souvent la poche purulente extérieure au canal est déjà formée quand la communication avec le conduit biliaire s'établit et que l'ulcération peut avoir lieu de dehors en dedans au lieu de se faire toujours en sens inverse comme on le croyait.

Quoi qu'il en soit, une fois la communication établie, on peut admettre que la différence entre les deux sortes de collection purulente est bien résumée par le tableau suivant que nous empruntons à cet auteur :

FOYER PURULENT INTRA-AMPULLAIRE	ABCÈS BILIAIRE PROPREMENT DIT.
A. Membrane limitante formée par la paroi dilatée d'un conduit biliaire.	A. Dans l'origine pas de membrane limitante.
B. En général, membrane limitante tapissée, au moins en certains endroits, par la couche d'épithélium cylindrique qui recouvre à l'état normal les canalicules biliaires.	B. S'il existe une membrane limitante elle n'est jamais tapissée d'épithélium cylindrique.
C. Cellules épithéliales cylindriques dans le foyer.	C. Pas de cellules épithéliales cylindriques.
D. Pas de cellules hépatiques dans le foyer.	D. Parfois quelques cellules en voie de désorganisation.

Les abcès du foie ainsi développés peuvent prendre de grandes proportions. Frerichs en cite un qui avait le volume d'une tête d'enfant (p. 781). Nous en avons vu un qui dépassait le volume d'un poing d'adulte chez un sujet mort dans le service de M. le professeur Jaccoud ; d'autres abcès moins volumineux existaient à côté de celui-ci. D'après Niemeyer, (1) la majorité des grands abcès du foie de notre pays reconnaîtrait pour origine l'irritation due aux calculs

(1) Cité par Charcot.

biliaires. Un caractère important, en dehors de la cause qu leur a donné naissance, les distingue des abcès dus à l'hépatite des pays chauds, c'est qu'ils s'accompagnent d'autres abcès plus petits, tandis que ces derniers sont énormes et en général solitaires.

Quant aux petits abcès lenticulaires on ne saurait les confondre avec ceux de l'infection purulente. Ceux-ci, en dehors de leur étiologie bien connue, s'en distinguent par ce fait que le pus est blanchâtre, ne contient pas de sable et ne coïncide pas avec une dilatation générale des conduits.

Jusqu'ici nous avons étudié principalement l'inflammation purulente des petits conduits biliaires, la plus fréquente d'ailleurs, mais l'angiocholite purulente peut siéger aussi sur les canaux de calibre et dans la vésicule.

La *cholécystite* purulente d'origine calculeuse est fréquente, son histoire se rattache à celle de l'angiocholite de même nature, avec laquelle elle coïncide souvent.

La cholécystite suppurée peut cependant exister à l'état isolé quand les calculs restent dans ce réservoir sans tendance à s'échapper, ou bien, ainsi que nous l'avons vu, quand nous nous sommes occupé de la tumeur biliaire, dans les cas d'obstruction du canal cystique. Dans la vésicule ainsi que dans les gros canaux, l'inflammation suppurative de la tunique interne s'accompagne de l'irritation et de l'épaississement de la tunique externe.

La muqueuse, quelquefois rouge dans les cas aigus est ordinairement ramollie, épaissie, œdematiée par l'infiltration du tissu sous-muqueux, recouverte de débris putrilagineux, et présentant çà et là de petites ulcérations dues à la présence du calcul. Le processus ulcératif peut gagner les tuniques externes et aboutir à la perforation.

Nous avons vu, quand nous avons parlé des petits abcès du foie, que leur siège primitif pouvait être dans le tissu conjonctif en dehors de la muqueuse : la même chose peut avoir lieu pour la vésicule. Gubler a présenté en 1848 à la Société anatomique une vésicule parsemée de petits points rouges et gris qui étaient de petits abcès développés dans le tissu sous-muqueux. En un point on voyait une petite ulcération arrondie, de 2 à 3 mm. de diamètre, donnant accès dans un clapier rempli de bile et de pus. On comprend que dans des cas de ce genre la perforation est imminente.

La cholécystite purulente, quand elle est transformée en abcès à parois closes par l'oblitération du canal cystique, et qu'elle contient de nombreux calculs, peut se terminer par rupture ou perforation. Celle-ci est également possible pour les gros canaux. L'inflammation peut être dans quelques cas exceptionnels, tellement intense qu'elle arrive presque à la gangrène ; c'est ce qui est arrivé pour la vésicule dans un cas de Leared, et pour le canal cystique dans une observation de Murchison.

Dans tous ces cas, si le travail ulcératif est rapide, ce qui est relativement rare, les adhérences n'ont pas eu le temps de s'établir, la bile et le pus s'épanchent dans le péritoine et y déterminent d'ordinaire une péritonite suraiguë.

L'angiocholite et la cholécystite purulente ne revêtent pas d'ordinaire ce caractère d'acuité et en général, le travail inflammatoire dont les canaux biliaires et le foie sont le siège détermine autour d'eux une irritation chronique du péritoine, d'où la fréquence de la péritonite partielle dans la cholélithiase, et des adhérences qui relient le foie au diaphragme ou la vésicule aux parties voisines. Durand-Fardel a plusieurs fois appelé l'attention sur ces adhérences. Dans quelques cas on a signalé la formation de vrais abcès par l'inflammation du tissu conjonctif qui entoure la vésicule et les canaux.

Enfin, pour n'omettre aucune des complications de voisinage que peut faire naître le calcul, disons que, parfois les inflammations des voies biliaires ont pu devenir l'origine d'une péritonite par propagation. Ces cas sont extrêmement rares. On en trouve à peine 3 ou 4 dans les Bulletins de la Société anatomique.

En résumé donc, la cholélithiase peut donner lieu à une inflammation suppurative de tout l'appareil biliaire ou d'une partie seulement. Cette inflammation peut être suraiguë, se terminer par la rupture des abcès et dilatations biliaires purulentes, soit dans le parenchyme du foie, soit en dehors de cet organe (1). Plus souvent elle affecte une marche chronique, et quand elle aboutit à la perforation ses effets sont atténués par l'existence d'adhérences protectrices. Entre ces cas suraigus très rares et les cas chroniques existent les cas aigus intermédiaires assez fréquents.

Maintenant que nous connaissons la formation des collections purulentes dans la cholélithiase et l'évolution anatomique de celles-ci, nous devrions, continuant à suivre cet ordre anatomique, étudier les accidents de voisinage qui peuvent se développer sons son influence. Nous avons seulement signalé les péritonites localisées et les ruptures brusques dans le péritoine ; l'étude des autres accidents nous entraînerait trop loin, nous ne l'entreprendrons qu'après avoir étudié la symptomatologie de l'angiocholite calculeuse. Ces accidents sont d'ailleurs liés à la migration du calcul à travers les voies anormales ; il en est un particulier, cependant, qui peut se développer soit par le simple effet de l'angiocholite de voisinage, soit par l'effet de la migration anormale du calcul, nous voulons parler de la *pyléphlébite.*

Nous l'étudierons donc immédiatement après avoir décrit les manifestations cliniques de l'angiocholite, et ce rapprochement est d'autant plus justifié que la pyléphlébite peut donner lieu, elle aussi, à des accidents fébriles intermittents.

Symptômes. — Les uns précèdent l'angiocholite et traduisent simplement l'existence de la lithiase biliaire, de ce nombre sont les accès de colique hépatique complets ou

(1) Murchison rapporte un cas où il existait de nombreux abcès dans le foie, sans suppuration de la vésicule ni des gros canaux qui étaient perméables ; un calcul enclavé dans le canal cystique avait determiné l'ulcération et en partie le sphacèle de la muqueuse. Murchison considère les abcès qui existaient dans ce cas, comme des abcès pyohémiques consécutifs à cette ulcération (pp. 172-180).

rustes, l'ictère, les troubles dyspeptiques, la douleur dans l'hypochondre coïncidant avec une tuméfaction plus ou moins marquée du foie. Les autres indiquent plus spécialement la la suppuration, ce sont les accès de *fièvre intermittente hépatique*, dont le nom indique la cause et le caractère. Ces accès de fièvre on été étudiés avec grand soin depuis plusieurs années, en particulier par M. Charcot et ses élèves. Ils ont une grande importance, non seulement au point de vue du diagnostic, mais encore au point de vue de l'interprétation de divers phénomènes de physiologie pathologique.

Nous avons déjà vu qu'il peut y avoir de la fièvre dans la colique hépatique simple, nous l'avons signalée aussi dans la dilatation, et dans l'ictère chronique quand il existe de petits abcès; mais ici ce syndrome occupe le premier plan des phénomènes généraux, il faut donc le décrire soigneusement, le rapprocher des autres manifestations fébriles symptomatiques de la cholélithiase que nous connaissons déjà, pour l'en séparer ensuite, en un mot faire une étude d'ensemble de la fièvre intermittente hépatique. Avant de passer à sa description, nous devons nous demander s'il n'existe pas de signes spéciaux pouvant faire reconnaître l'angiocholite purulente quand elle est limitée à la vésicule. Deux cas peuvent se présenter en clinique : ou bien il n'y a pas de tumeur biliaire et alors la cholécystite ne se traduit que par les symptômes de l'angiocholite ; ou bien la vésicule est distendue par le pus, et alors outre les symptômes généraux de l'inflammation suppurée des canaux biliaires il existe les signes locaux de la tumeur biliaire, avec cette seule différence que la douleur est plus grande, parfois pulsatile comme dans les vrais abcès, et que la tumeur paraît faire corps plus facilement avec la paroi où il peut exister un empâtement symptomatique de la suppuration profonde. Le pronostic, comme nous le verrons est également plus grave dans la cholécystite purulente que dans l'angiocholite de même nature.

PHÉNOMÈNES FÉBRILES. — Les accès fébriles, venons-nous de rappeler, peuvent se montrer dans la cholélithiase, en des circonstances bien différentes; tantôt ils dépendent du simple passage du calcul à travers les voies biliaires, tantôt ils sont symptomatiques de certaines altérations de ces canaux et en particulier de leur inflammation; leur signification clinique est donc bien différente et il faut s'attacher à les distinguer soigneusement les uns des autres. Quand nous avons étudié la colique hépatique nous avons à plusieurs reprises indiqué ces frissons, cette augmentation de température symptomatique de la migration des calculs. Nous croyons cependant utile de rappeler ici en les groupant les principaux caractères de cette fièvre simple avant d'étudier la fièvre intermittente hépatique proprement dite.

Fièvre hépatalgique. — Les accidents fébriles sont constitués ici surtout par des frissons intenses suivis de chaleur, *rarement de sueurs.* Ils se montrent en même temps que les autres phénomènes de la colique hépatique; en général ils suivent de près la douleur, mais sont loin d'être dans un rapport constant avec celle-ci, et cessent après l'expulsion des calculs ou des graviers (1). D'autres fois au lieu d'un simple frisson avec élévation de température, il y a un véritable accès de fièvre intermittente constitué par les trois stades classiques : frisson, chaleur, sueur, Les deux premiers phénomènes surtout sont très marqués; le frisson peut être intense, secouer tout le corps, la température s'élève à 39°, 39°,5, 40°, elle aurait même pu atteindre 42°,5 (Magnin), 42°,6 (Martineau). Si ces accès ne s'accompagnent ni de jaunisse, ni de douleur caractéristique, si en un mot la *colique est fruste,* ils peuvent être pris pour des accès de fièvre intermittente atypique comme cela est arrivé à Frerichs. Les cas les plus difficiles à reconnaître sont ceux où le *frisson* con-

(1) L'obs. CXLII de Frerichs ; l'obs. V de Magnin, loc. cit., en sont des exemples remarquables.

stitue la seule manifestation de la migration de calcul. L'existence de crises de coliques hépatiques antérieures, doit éveiller l'attention. De plus on aura égard au moment de la journée où apparaissent ces accès ; ils peuvent, comme la colique hépatique, éclater au moment du passage de la bile dans l'intestin. L'expulsion du cholélithe est suivie de l'amélioration rapide ou de la guérison ; cette circonstance réunie à ce fait, que ces accès se *reproduisent sans aucune régularité*, absolument d'ailleurs comme la colique dont ils sont les satellites, permettent de les différencier des accès de fièvre revenant à courte échéance suivant un type plus ou moins régulier, qui se montrent dans l'occlusion ou la supuration des voies biliaires. La première n'est qu'une *fièvre hépatalgique* selon la dénomination fort juste que lui a imposée M. Charcot, la seconde, celle dont nous nous occupons maintenant, est *la vraie fièvre intermittente symptomatique, hépatique ou biliaire* (*loc. cit.*, p. 159).

Fièvre intermittente hépatique. — Bien que la condition la plus favorable à l'apparition de cet accident soit l'existence d'une angiocholite suppurée, il nous faut tout d'abord reconnaître qu'il n'appartient pas exclusivement à la lithiase, et qu'on peut le voir apparaître quelle que soit la cause de l'inflammation des conduits biliaires, ou même de la stagnation de la bile (corps étranger, kystes hydatiques, bride cicatricielle, tumeur du pancréas, etc.) ; mais si l'on se rappelle dans quelle énorme proportion la lithiase l'emporte sur tous les autre processus, comme cause d'obstruction et d'inflammation des voies biliaires, on se rend facilement compte que l'on ait surtout en vue la cholélithiase quand on parle de fièvre intermittente hépatique. La prépondérance étiologique de la lithiase biliaire dans la production de ces accès fébriles avait déjà été très nettement signalée par Monneret (1).

(1) Monneret décrit, il est vrai l'inflammation générale des voies

Voyons maintenant quels sont les caractères cliniques de l'accès. En règle générale, il ne se montre pas d'emblée chez un sujet bien portant; le plus souvent il survient chez un malade ayant eu antérieurement une ou plusieurs attaques de coliques hépatiques et qui a déjà de l'ictère, bien que souvent ce signe ne soit pas constant; parfois le premier accès fébrile paraît en même temps qu'une crise douloureuse; enfin la colique hépatique peut ne s'être jamais montrée; ce serait le cas des calculs intra-hépatiques dont les accès fébriles constituent la principale, mais non la seule manifestation clinique, ainsi que le fait remarquer avec beaucoup de raison M. Charcot contre l'opinion de quelques auteurs (Leared, Thudicum, Henoch). Nous avons vu en effet, que les calculs intra-hépatiques, et même les sables biliaires peuvent donner lieu à l'ictère, alors même que le canal cholédoque est perméable.

Considéré en lui-même, en dehors des circonstances extrinsèques variables suivant les cas, l'accès ressemble absolument à l'accès classique de l'impaludisme. Il débute par un grand frisson; le malade est secoué par un tremblement général quelquefois assez intense pour que le lit en soit ébranlé; claquement de dents, sensation de refroidissement périphérique, cyanose des lèvres, élévation de la température centrale à 40°,41°; tels sont les autres symptômes de ce premier stade de frisson de la fièvre intermittente légitime; il se prolonge plus ou moins longtemps, dans quelques cas il a duré deux et même trois heures.

Le stade de chaleur lui succède; la peau devient brûlante, sèche; la température centrale reste élevée; la face devient vultueuse, le pouls est à 100 et au-dessus. Enfin une période de sueurs, quelquefois profuses jusqu'à mouiller le lit, vient juger l'accès.

A côté de ces accès typiques, on en observe d'autres qui

biliaires sous le nom de « Cholécystite. » Mais on peut voir (p. 670, t. I, Clin. interne, 1864), que l'opinion de ce médecin, n'est pas douteuse, sur ce point, contrairement à ce qu'a écrit M. Magnin.

s'éloignent plus ou moins de la description que nous venons de donner. C'est alors le plus souvent le stade de sueurs qui fait défaut; parfois même tout se borne au frisson avec élévation de la température centrale. Le frisson, dans les cas les plus atténués, peut être remplacé par une sensation de froid plus ou moins prolongée avec horripilation. Ajoutons que chez le même malade, tous les accès sont loin de suivre la même évolution et d'avoir la même intensité.

La fièvre est suivie d'une période d'apyrexie complète au moins pendant les premiers temps de la maladie, puis elle se montre de nouveau au bout d'un temps variable ; c'est sur le mode de succession des accès que nous devons maintenant nsister.

Il est des cas où les intermittences présentent une régularité aussi marquée que dans la fièvre de marais (1). Tantôt elles affectent le type quotidien ; tantôt le type tierce, moins souvent le type quarte ; d'autres fois les périodes apyrétiques ont une durée bien plus grande, 4, 5, et 6 jours, répondant ainsi aux types septan, octan, etc., des anciens auteurs ; ailleurs la fièvre est absolument irrégulière et ne peut être rattachée à aucun type, parfois enfin on observe des temps d'arrêt dans la succession des accès fébriles : 10, 15 jours se passent sans qu'il s'en montre aucun, puis ils apparaissent de nouveau avec leur intermittence habituelle.

Un autre caractère de la fièvre intermittente hépatique, c'est l'heure d'apparition des accès. Tandis que ceux de l'intermittente légitime se produisent dans l'immense majorité des cas le matin, ceux-ci débutent le plus communément le soir ou dans la nuit, ainsi qu'il en arrive dans la plupart des fièvres intermittentes symptomatiques.

(1) Un cas très intéressant à ce point de vue est publié dans la thèse du Dr Bobowitz (De la fièvre interm. sympt. Paris, 1878). Un autre a été publié par Fuliro Furnero dans la Rivista clinica di Bologna, mai 1876. Enfin, nous avons pu personnellement en observer un cas, chez une dame de 82 ans, autrefois atteinte de coliques hépatiques et chez qui les accès revenaient presque tous les jours.

Dans la description de l'accès, nous avons omis à dessein de parler de l'analyse des urines, nous avons voulu réserver leur examen pour le moment où nous chercherions à établir les caractères différentiels de la fièvre intermittente symptomatique. Les observations que nous avons pu rassembler sont encore malheureusement bien peu nombreuses, mais les résultats concordent assez nettement entre eux pour qu'il soit permis d'espérer que des observations ultérieures viendront confirmer ce que nous ont déjà appris les premières

Dans les accès palustres, la proportion d'urée éliminée par les urines augmente dès le début; élévation de température et augmentation du taux de l'urée y sont absolument connexes, ici il en est tout autrement, non-seulement pendant l'accès, la quantité d'urée n'augmente pas, mais elle tombe à son minimum et devient bien inférieure à celle que l'on avait constatée dans la période apyrétique. C'est ainsi que dans un cas très net communiqué par notre collègue M. Regnard, à la *Société de biologie* (22 novembre 1873), la quantité d'urée excrétée les jours d'apyrexie variait de 14 à 20 grammes avec une température de 37° 4, tandis que pendant les accès, où le thermomètre montait jusqu'à 40° et 41°, le chiffre de l'urée descendait à 8, 7 et même 4 grammes (1).

Dans un autre fait analogue observé par M. Brouardel, mais moins probant parceque la température ne s'élevait pas très haut au moment de l'accès et que dans les périodes apyrétiques, la température s'abaissait beaucoup, au lieu de 11 ou 12 grammes dans les 24 heures l'urine n'en contenait plus que 6 grammes 5, ou 5 gr., 5 et même 4 gr. 10 les jours de fièvre. Ajoutons que dans le cas de M. Regnard, les urines ont toujours contenu de la leucine et de la tyrosine les jours de pyrexie quand on les a cherchées. Il y a donc là, une anomalie, un fait paradoxal à première vue, mais dont nous pouvons soupçonner la cause, si nous nous souvenons que le

(1) Voir la planche très intéressante qui reproduit ces deux courbes. In Charcot. Maladies du foie.

foie est l'organe principalement atteint ici, et que nous tendons à admettre l'hypothèse de l'uréogénie hépatique.

Quoi qu'il en soit, c'est là très certainement un fait physiologique et clinique inattendu et de la plus haute importance.

Diagnostic. — Les caractères de l'accès que nous venons d'étudier, tout en se rapprochant par plusieurs points de l'accès de fièvre intermittente légitime s'en éloigne par d'autres qui empêchent l'erreur; nous allons donc résumer d'abord les signes qui permettent d'éliminer la fièvre palustre, puis nous chercherons à différencier la fièvre symptomatique de la lithiase biliaire des autres fièvres intermittentes symptomatiques.

Le retour des accès bien moins nettement périodique, en général, leur intensité très variable d'un accès à l'autre, leur caractère vespéral,le peu d'efficacité de la quinine, (obs. citée de Frerichs,) l'existence très fréquente de coliques hépatiques antérieures, la concomitance ordinaire de l'ictère, enfin la diminution du taux de l'urée, tels sont les points par lesquels la fièvre intermittente hépatique diffère de la fièvre intermittente vraie.

Nous n'insisterons pas sur son diagnostic avec la fièvre symptomatique de la phtisie ; celle-ci n'est en effet qu'un épiphénomène précédé et accompagné de symptômes trop accusés, trop caractéristiques pour que l'hésitation soit possible.

L'*infection purulente*, non point celle qui succède aux traumatismes, peut donner lieu à de sérieuses difficultés de diagnostic, quand le point de départ réside dans une lésion du foie de nature calculeuse ; nous avons déjà signalé le cas de Murchison, où l'infection purulente paraît avoir succédé à une ulcération du conduit cystique ; celle qui succède à la pyléphlébite déterminée par la cholélithiase, donne lieu presque forcément à l'erreur, les deux lésions confondant leurs caractères d'ailleurs très semblables.

La *pyléphlébite* par elle-même donne plutôt lieu à des accès de fièvre rémittente, ou intermittente complètement atypiques. Elle s'accompagne ordinairement d'augmentation du volume de la rate et d'ascite par suite de l'obstacle constitué pour la circulation veineuse.

Les *abcès du foie* sont très rares dans nos pays. La fièvre qui se déveveloppe sous l'influence de cette hépatite suppurée affecte des caractères qui pourraient faire songer à la lithiase. Mais ici ce sont les antécédents, la nature de la fièvre plutôt rémittente qu'intermittente, qui permettront de faire le diagnostic; quant aux abcès consécutifs à la dysentérie, est-il besoin de les signaler? Leur cause empêche toute erreur.

La *fièvre intermittente uro-septique*. par les caractères, par enchaînement des accès fébriles offrent la plus grande ressemblance avec la fièvre intermittente hépatique ; cependant le diagnostic est très facile ; les conditions différentes dans lesquelles se produit la fièvre, les réponses du malade ne laissent point de place au doute, mais il ne faut pas oublier que parfois chez les vieux urinaires, les accidents peuvent éclater brusquement et, par suite, quand se montrent sans cause déjà connue des accès présentant les caractères que nous avons indiqués, on doit explorer avec soin le foie et les organes urinaires.

La fièvre intermittente hépatique étant reconnue, il reste encore, pour compléter le diagnostic, à déterminer la nature des lésions qui lui ont donné naissance, puisque nous avons déjà vu qu'elle peut se rencontrer en dehors de la lithiase. Un bel exemple de ce genre a été publié par M. Damaschino dans la thèse de Pentray (1). Un kyste hydatique avait déterminé non-seulement la rétention biliaire, mais encore une véritable angiocholite purulente. Nous serions porté à croire d'après cet exemple, et aussi d'après d'autres semblables que les cas de fièvre intermittente hépatique sans angiocholite ou périangiocholite suppurée doivent être réellement excep-

(1) V. aussi Rendu, Soc. anat. 1874.

tionnels. Quoi qu'il en soit, c'est par exclusion qu'on peut alors arriver au diagnostic, il en est de même pour les cas d'obstruction biliaire par tumeur carcinomateuse des voies biliaires ou du pancréas etc. Il faut rechercher avec soin l'existence d'une ou plusieurs manifestations de la cholélithiase et ne porter le diagnostic que d'après l'ensemble clinique; l'erreur est bien difficile à éviter quand cette fièvre est la première manifestation des calculs. M. Cornil a publié un cas de ce genre (Soc. de Biol. 1864) observé pendant son internat dans le service de M. Charcot qui depuis cette époque a observé plusieurs autres faits semblables. (cours de la Faculté).

Nous n'insisterons pas, on le comprend après ce que nous venons de dire, sur le diagnostic différentiel de la fièvre intermittente symptomatique de l'oclusion simple et de l'angiocholite purulente ; si, au point de vue théorique, les faits de 1er genre ont une grande importance, en clinique nous admettrions volontiers l'existence à peu près constante du catarrhe purulent des canaux, mais avec cette restriction que la teinte ictérique plus ou moins prononcée évoquerait l'idée d'une occlusion plus ou moins complète du canal cholédoque.

Pronostic. — Toute fièvre intermittente symptomatique est un accident morbide sérieux, mais ici nous avons à nous occuper plus spécialement de celle qui survient dans la lithiase biliaire, et dont la valeur sémiologique est d'autant plus grave qu'elle est l'expression de lésions anatomiques déjà avancées, qu'elle coïncide avec un état général déjà mauvais et qui va encore empirer par le fait de la fièvre.

Quand les accès ont commencé à se montrer, ils se reproduisent pendant un temps plus ou moins, long, impossible à fixer d'avance, souvent plusieurs mois et se terminent généralement par la mort due soit aux accidents de la cholé lithiase, soit à une affection intercurrente, et en particulier à la pneumonie toujours fatale chez les vieillards déjà épuisés.

La guérison peut ét.e espérée quand une colique détermine l'expulsion des sables ou du cholélithe enclavé (Frerichs, Henoch, Charcot, Komowitz in Th. de Bobowicz,

Brouardel) malheureusement ces cas sont bien rares, et l'on n'est guère en droit de les espérer.

La mort dans l'angiocholite purulente peut être entraînée par l'ictère grave secondaire, on voit alors les accidents fébriles ordinairement cesser quand surviennent le coma et les hémorrhagies : mais elle peut être amenée brusquement par une rupture ou une perforation des canaux biliaires dilatés; celle-ci est surtout à craindre dans la cholécystite purulente.

Cependant même dans ces cas et après une fièvre prolongée, le pronostic n'est pas nécéssairement fatal. Chez la malade de M. le professeur Peter, pour laquelle on avait cru à un cancer et qui finit par sortir de l'hôpital, dans un état de santé satisfaisant, on avait même observé un œdème cachectique qui avait été regardé comme de la phlegmatia alba dolens des quatre membres.

Théorie des accès fébriles dans la cholélithiase. — Nous avons nettement séparé dans la description précédente, les accès irréguliers, dus à la migration du calcul, la *fièvre hépatalgique* de la *fièvre intermittente hépatique.* Malgré leur signification clinique différente on est amené à rechercher si ces phénomènes fébriles ne pourraient s'expliquer par une seule et même cause. Monneret, qui avait bien étudié au au point de vue symptomatique la fièvre intermittente de la lithiase biliaire, n'avait point cependant séparé aussi nettement qu'on le fait aujourd'hui ces deux variétés d'un même phénomène morbide. Il s'exprime ainsi à ce sujet : « cette fièvre nous parait indiquer sinon toujours une phlegmasie des canaux biliaires, du moins une congestion hépatique fréquente ou la transmission au foie d'un degré d'irritation suffisant pour mettre en jeu la propriété que cet organe possède, suivant nous, de déterminer l'intermittence des actes morbides.» (p. 676, Tome I. Path. int.). M. Charcot, qui a poussé plus loin l'analyse de ces phénomènes, après avoir établi la distinction, dont nous nous sommes attaché à notre tour, à faire ressortir l'importance, cherche à montrer que ces deux espèces de fièvre reconnaissent une même condition pathogénique.

Il propose d'abord l'hypothèse suivante pour la fièvre intermittente : « Elle tiendrait à la présence dans les voies biliaires dilatées et enflammées d'un principe septique d'un poison morbide pyrétogène résultant d'un altération du liquide biliaire. Ce principe est encore inconnu de même que les conditions prochaines qui président à sa production : La fièvre hépatalgique, comme celle de l'angiocholite résulterait de l'introduction dans le sang de cet agent pyrétogène hypothétique. » La cause de son passage dans le sang serait, soit l'érosion, la déchirure des canaux par le passage d'un calcul, soit l'augmentation de pression causée par un obstacle à l'écoulement de la bile ; ou bien encore la résorption du poison pourrait s'effectuer spontanément sans être provoquée par la migration d'un cholélithe. — Il y aurait la plus grande analogie avec les accès fébriles observés chez les vieux urinaires à la suite du cathétérisme, des manœuvre de lithotritie, etc., mais spontanément aussi, en l'absence de toute intervention chirurgicale. Nous avons déjà signalé l'analogie clinique qui existe entre la fièvre intermittente hépatique d'une part, et la fièvre uroseptique d'autre part. Au point de vue anatomo-pathologique, la ressemblance est toute aussi grande; M. Charcot s'attache à en faire ressortir tous les points, en faveur de son hypothèse.

Dans les deux catégories de faits, rétention du liquide sécrété qui stagne et ne tarde pas à s'altérer ; inflammation des voies d'excrétion ; petits foyers purulents disséminés dans l'organe sécréteur (rein chirurgical.—abcès miliaires de l'angiocholite suppurée). Ces foyers, d'ailleurs, peuvent également manquer de part et d'autre, ce qui démontre bien que les accès de fièvre ne sont pas exclusivement liés à leur formation. C'est à l'altération de la bile et à celle de l'urine que sembleraient alors devoir être rapporté le point de départ des accidents fébriles.

Cette théorie a certainement un avantage : Elle permetde

rapporter à une même cause, deux ordres de phénomènes voisins, mais il faut reconnaitre qu'elle ne fait encore que reculer le problème : Quelle est la nature de ce poison ? Pourquoi l'intermittence ? Voilà deux inconnues qui dans l'état actuel de la science, ne peuvent être encore résolues : Qu'il nous soit seulement permis de faire remarquer que les cas où il existe du pus soit visible à l'œil nu, soit seulement reconnaissable au microscope, (Exp. Charcot et Gombault.) constituent la grande majorité des exemples cités : mais à côté de ces faits on peut par contre, faire remarquer que dans quelques cas, où l'intermittence a été bien nette, le sulfate de quinine à fait diminuer ou cesser la fièvre.

Si l'angiocholite donne lieu à des accès fébriles intermittents nous avons dit, qu'en dehors de l'inflammation des canaux biliaires, ou de leur dilatation, ces accès pouvaient aussi être produits par le fait d'une pléyphlébite consécutive à la cholélithiase. L'inflammation de la veine porte ne succède pas toujours comme on pourrait le croire à la perforation des parois : Celle-ci cependant peut se produire, et alors on peut voir se développer les phénomènes les plus graves amenant rapidement la mort, d'autres fois au contraire il ne parait point en résulter un grand danger immédiat. Cette diversité dans les allures de cet accident justifie la place que nous lui accordons ici ; nous l'étudierons avec soin, car les auteurs n'ont pas, croyons-nous accordé à cet accident de la cholélithiase, la place qu'il mérite.

Pyléphlébite calculeuse. (1) — Nous ne citerons que pour mémoire les observations dans lesquelles l'introduction de calculs dans la cavité vasculaire n'aurait été suivie d'aucune inflammation, que celle-ci ait fait réellement défaut ou qu'elle ait été méconnue. Cas ancien partout cité de Realdus Columbus qui trouva trois calculs dans la veine porte d'Ignace

(1) Frerichs. — Leudet. Clinique de l'Hôtel-Dieu de Rouen. — Ledien, th. Paris, 1879. Contribution à l'étude de la pyléphlébite suppurative.

de Loyola. Cas récents de Deway (1), de Bristowe (2). Nous nous occuperons seulement des deux variétés cliniques de cette affection : 1° Pyléphlébite adhésive ou l'on voit survenir les symptômes de l'oblitération de la veine porte. 2° Pyléphlébite suppurée dans laquelle apparaissent bientôt tous les signes de la pyohémie : les autres exemples ne constituent que des curiosités anatomiques.

A. — *Pyléphlébite adhésive.* — Chez un malade que l'on sait calculeux qui est déjà atteint d'ictère chonique, on voit survenir de la diarrhée, de l'ascite, de la tuméfaction splénique et la mort termine bientôt une rapide cachexie. Ces divers symptômes ne manquent jamais et leur réunion révèle nettement un arrêt de la circulation porte. L'obstacle résulte d'un épaississement, quelquefois énorme, des parois devenues fibreuses ou même comme ossifiées par place, de manière à ne laisser au centre du vaisseau qu'une étroite lumière bouchée encore par des caillots fibrineux (3). Dans un cas, celui de Gubler (4), l'agent de l'obstruction était tout extérieur; c'était le canal cholédoque rétracté au dessous d'un calcul qui étranglait la veine porte à la façon d'une bride fibreuse Si l'on cherche la cause, le point de départ de la pyléphébite on ne trouve aucune ulcération, il n'existe pas de pus dans les voies biliaires et l'on est forcé d'admettre que l'arrêt d'un calcul volumineux en un point des canaux hépatique ou cholédoque a suffi pour provoquer par irritation de voisinage une inflammation adhésive de la veine porte.

(1) Deway. Gaz. méd. Paris, 1843. C'est à propos de cette observation qu'il reproduit (page 341) et qu'on lui attribue quelquefois que Fauconneau Dufresne soutient l'hypothèse à laquelle nous ne nous arrêterons pas, de la formation de ces calculs dans le vaisseau même aux dépens du sang de la veine porte, chargé d'une grande quantité de matériaux biliaires.

(2) Bristowe. Path. transact., t. IX, p. 285, cité par Murchison.

(3) Cf. Virchow. L'observation résumée par Frerichs (p. 722) est publiée intégralement dans Schmidt's Jahrbucher. 1876, vol. 93, p. 57. — Boussi. Cité par Quénu. (Gazette méd., 1878, numéros 51 et 52.)

(4) Gubler. Comptes rendus de la Soc. de biologie, juin 1858, p. 118.

B. — *Pyléphlébite suppurative.* — A cette variété appartiennent les observations de Dance (1), de Budd (2), de Contesse (3), de Lebert (4), de Monneret (5), de Murchison (6), de Bœck (7), de Leudet (8), de Quénu (9), Kirmisson (10), et sans doute aussi celle de Caménicenus, puisque le malade eut longtemps de l'ictère et une hydropisie.

Dans le cas de Lebert, la pyléphlébite n'était qu'une complication ultime d'une angiocholite suppurée, et la communication des canaux biliaires et sanguins expliquait facilement la présence de pus dans la veine-porte, d'abcès multiples dans le foie. Mais le plus souvent il n'en est point ainsi : la pyléphlébite se présente isolée, et c'est d'elle que relèvent tous les symptômes observés, après des crises plus ou moins espacées de coliques hépatiques. Après l'apparition d'un ictère plus ou moins intense, surviennent des frissons. Il ne faut pas s'attendre à trouver ici, comme dans la pyléphlébite adhésive, des signes caractéristiques du côté de l'abdomen; la douleur, la diarrhée, la tuméfaction de la rate, l'ascite n'ont rien de particulier ni de constant. C'est la fièvre qui domine la symptomatologie, qui est l'élément le plus important du diagnostic, par le mode spécial d'apparition et de succession de ses accès. Considérés isolément, ils ressemblent de tous points à ceux de la fièvre intermittente et présentent les trois stades, mais leur retour n'a pas la régu-

(1) Dance. De la Phlébite. Arch. de méd., déc. 1828, obs. XX.

(2) Budd. Diseases of Liver. 3e édition, 1857, p. 176.

(3) Contesse. Bulletin de la Soc. anat., 1858.

(4) Lebert. Traité d'anat. path. Paris, 1861, t. II.

(5) Monneret. Union médicale, 1849, rapportée in th. de Pentray.

(6) Murchison. Obs. CLXXIV, p. 525.

(7) Bœck. in Schmidt's Jarbucher. 1869, v. 141, p. 297.

(8) Leudet. Clin. de l'Hôtel-Dieu de Rouen, p. 1. D'après M. Leudet le prétendu cas de Robert ne serait que celui de Dance résumé.

(9) Quénu. Pyléphlébite suppurative consécutive à des calculs biliaires. in Gazette médicale de Paris, 1878, numéros 51 et 52.

(10) Soc. anat., 1873. Mort par infection purulente.

larité parfaite qui caractérise la fièvre palustre. Dans le cas de Quénu, par exemple, on aurait bien pu croire pendant quelques jours à l'existence d'une fièvre quotidienne : dans le cas de Budd, la fièvre avait bien présenté pendant quelque temps le type quarte, mais de temps à autre, et comme par hasard, il survenait plusieurs accès dans les vingt-quatre heures, ou au contraire commençait une période plus ou moins longue d'apyrexie. Cette grande irrégularité est un des éléments qui servent à distinguer la pyléphlébite suppurée de la fièvre intermittente hépatique. Après une durée variable qui a eté d'un mois dans le cas de Lebert et de Quénu, mais qui peut être plus courte ou plus longue (cinq mois dans le cas de Leudet) l'affection se termine fatalement ; le malade tombe dans un état typhoïde très marqué et meurt dans le coma, présentant quelquefois le syndrome de l'ictère grave (Contesse) ou encore toutes les apparences de l'infection purulente (Dance).

L'autopsie ne révèle le plus souvent aucune suppuration des voies biliaires. Il existe seulement un ou plusieurs calculs dans les canaux cholédoque ou hépatique et la seule lésion inflammatoire qu'ils aient une fois provoquée autour d'eux, c'est l'épaississement des tuniques externes du conduit qui les renfermait, une périangiocholite et la formation d'une gangue conjonctive qui englobait à la fois le cholédoque et la veine porte (Quénu). Et cependant, dans tous les cas, la paroi veineuse est infiltrée de jeunes cellules ; la cavité vasculaire contient des caillots ramollis, du pus ; aux branches intra-hépatiques, et c'est là, la lésion caractéristique, sont comme appendus de nombreux petits abcès creusés aux dépens du parenchyme glandulaire, abcès qui, lorsqu'ils siègent à la surface, peuvent s'ouvrir dans la cavité péritonéale.

On a bien noté des lésions plus étendues, mais les observations qui les rapportent sont sujettes à discussion ; pourtant dans le cas de Dance, on ne saurait guère rapporter à une autre cause qu'à l'ulcération du canal cholédoque et à l'introduction de la bile dans le sang de la veine porte les symptômes observés, les lésions trouvées à l'autopsie ; abcès viscéraux nombreux, suppurations articulaires, musculaires, cutanées, hémorrhagies, pétéchies ; altérations dont on ne saurait méconnaître l'identité avec celles de l'infection purulente. Quant au cas de Murchison, s'il y avait un calcul volumineux dans la veine porte, il existait d'autre part un cancer de foie et une endocardite végétante des valvulves mitrale et aortiques qui pouvait avoir été l'origine des infarctus viscéraux.

Ne tenant point compte du fait complexe de Dance, Budd insiste sur cette localisation de la suppuration au foie. Le sang, dit-il est comme filtré, débarrassé du pus par son passage à travers le foie, et la maladie locale reste bornée à ce seul organe. Il cite à l'appui de son dire une observation de Ormerod qui se rapporte indirectement à notre sujet et dans laquelle une pyléphlébite suppurée, avec abcès dans le foie seulement, paraissait avoir pour cause l'ulcération de l'appendice vermiforme par un calcul biliaire.

Les faits que nous avons cités établissent qu'il y a une pyléphlébite suppurée d'origine calculeuse, que cette inflammation naît dans un vaisseau clos à parois non ulcérées, par simple irritation de voisinage, par contiguité de tissus. — L'interprétation de ces faits est difficile, et nous ne pouvons dire pourquoi dans quelques cas la pyléphlébite existe et pourquoi dans d'autres cas elle ne se développe pas (1).

Le *diagnostic* résulte des signes que nous venons d'étudier, la pyléphlébite pourrait être confondue avec la fièvre intermittente symptomatique, nous nous en sommes déjà occupé, et avec l'infection purulente, mais la pyléphlébite est la cause de l'infection, nous n'avons pas à y insister si ce n'est pour montrer que l'infection purulente peut être un des accidents de la lithiase.

Le *pronostic* est grave, moins cependant qu'on pourrait le

(1) V. Ledien. Contribution à l'étude de la pyléphlébite suppurative. Th. de Paris, 1879.

croire tout d'abord, puisque des malades ont pu vivre assez longtemps avec un calcul volumineux dans la veine porte. L'observation de Deway rapportée par Fauconneau-Dufresne le prouve bien quand à la durée de la pyléphlébite suppurée elle est également faite pour surprendre.

Dans quelques cas cependant, l'inflammation ulcérative de la veine porte, déterminée par des calculs donne lieu à une hémorrhagie qui constitue le danger principal et suffit à amener rapidement la mort. (Rayer, D^r^ C*** in Schmidt's Jahrbucher 1840.) Nous avons déjà signalé cette cause de mort rapide dans la cholélithiase, nous la rappelons encore ici, afin de n'avoir plus à y revenir, quand nous nous occuperons des accidents que fait naître la migration anormale des cholélithes.

Nous en avons fini avec les accidents mécaniques ou inflammatoires entraînés par l'arrêt et l'enclavement du calcul ; ce sont de beaucoup les plus sérieux et les plus importants il nous reste maintenant à montrer à quels accidents peut donner lieu encore la cholélithiase quand le calcul s'échappe par les voies anormales.

MIGRATION HORS DES VOIES NATURELLES

RUPTURES. — ULCÉRATIONS. — PERFORATIONS. — FISTULES BILIAIRES

Lorsque les calculs biliaires n'ont pu être évacués par les voies naturelles, il n'est pas rare de les voir tendre à se frayer une issue au travers des tissus et des organes environnants. Tantôt cette sortie se fait brutalement et comme par effraction ; tantôt la migration des calculs est préparée longuement par un travail inflammatoire et ulcératif qui leur crée une route vers la peau ou les organes voisins ; dans le premier cas, les phénomènes cliniques éclatent brusquement, on dit qu'il y a *rupture* ; dans le second, au contraire ils sont préparés de longue main, évoluent sourdement, on dit qu'il y a *perforation*.

I. RUPTURE. — Elle peut se montrer dans deux conditions : Dans la première, la plus rare, il n'existe que les lésions canaliculaires banales, souvent même peu marquées de la lithiase ; c'est un effort physiologique, un traumatisme accidentel qui a déterminé la rupture. Dans la seconde, il a existé, au contraire, un travail inflammatoire intense, bien différent par sa marche du travail chronique *ulcératif* et qui a entraîné rapidement la rupture des parois enflammées ; celle-ci pourrait aussi être nommée perforation aiguë, mais on voit que les caractères cliniques la rapprochent de la rupture proprement dite :

A. *Rupture proprement dite.* — La cause prédisposante est la lésion anatomique des canaux biliaires ; les causes occasionnelles peuvent, d'après les faits que nous avons réunis, être ramenées à quatre principales.

1° *Traumatisme* (chute dans un escalier (1), choc (2), accidentde chemin de fer (3-4), pression (5), coup de poing (6), sur la paroi abdominale.

2° *Efforts physiologiques* (7) (toux, vomissement, parturition).

3° La *tension considérable du liquide* accumulé dans la vésicule pendant la contraction nécessaire à l'expulsion d'un cholélithe obstruant le canal cystique. Andral (8), Budd (9).

4° *Contraction spasmodique* dans la colique hépatique.

Ainsi que le prouvent quelques exemples, et en particulier celui de Richardson (10) dans lequel « un des angles d'un calcul engagé dans le conduit cystique avait déchiré la paroi postérieure du canal et fait issue à travers une sorte de boutonnière longitudinale, analogue pour ainsi dire à une déchirure traumatique sans ulcération préalable. »

Les deux cas de Trousseau, déjà cités, celui de Wolff (11), celui de Murchison (12), de Woles (13) prouvent surabondamment que la rupture peut se produire pendant la colique hépatique. Nous devons encore ajouter un autre fait, inédit à ceux qui précèdent; il a été observé par M. le professeur Parisot, chez un de ses clients, dans des conditions absolument analogues à celles rapportées par Trousseau. Bien que l'autopsie n'ait pu être faite, M. Parisot ne doute pas qu'il se

(1) Renaud. B. Soc. anat., 1834.

(2) Fryesse de Francfort cité par Dormont. Des épanchements de la bile dans le péritoine. Thèse de Paris, 1878.

(3-4) Pepper. Centralblatt, 1870, p. 79.

(5) Campaignac. Journal hebdomadaire, 1829.

(6) Ephémérides des Curieux de la nature. Déc. 1877, ann. 9.

(7) Franck. Observat. médico-chirurgicale. Mayence, 1783.

(8) Andral. Observat. sur l'oblitération des canaux biliaires, in Archives de médecine, 1824, p. 161 (1re et 2e observation).

(9) Diseases of liver. Troisième édition, p. 234.

(10) Thudicum. On Gall-Stones, cité par Charcot, p. 160.

(11) Wolff. J. de Graefe, 370. Arch. de méd., mai 1829.

(12) Page 106.

(13) Gaz. méd. de Paris, 1830, p. 235.

soit agi là d'une rupture des canaux biliaires survenue au cours d'une colique hépatique (com. orale).

La rupture peut porter sur tous les points du système biliaire extra-hépatique, mais elle siège principalement sur la vésicule. La raison en est simple ; non-seulement la vésicule contient plus souvent des calculs que les autres parties des canaux biliaires, mais encore elle est plus accessible aux traumatismes extérieurs par sa position superficielle ; enfin pendant la colique même, et pendant l'effort, la contraction des parois abdominales contribue à la violenter.

Lésions consécutives. — Dans presques tous les cas où l'autopsie a pu être pratiquée, l'épanchement consécutif à la rupture a eu pour effet une péritonite plus ou moins étendue, mais rapidement mortelle. Une observation très curieuse de Cauchois (1) a fourni le sujet d'une thèse inaugurale à M. Dormont (2) qui a cherché à prouver que si la bile est si mal tolérée par le péritoine c'est qu'elle y arrive mélangée de pus. Nous ne faisons que signaler cette opinion très contestable. Durand-Fardel (Soc. anat., 1870) a bien publié un cas où l'on n'observa pas de symptômes de péritonite, mais le malade étant mort l'on trouva à l'autopsie une péritonite généralisée (3).

On peut, croyons-nous, poser en principe que la bile irrite toujours violemment la séreuse et détermine une vive réaction, mais il n'est pas impossible qu'après un épanchement bi-

(1) Union méd. de 1872. Plaie pénétrante de l'abdomen et de la vésicule. Issue de bile par la paroi abdominale. Guérison.

(2) Des épanchements de bile dans le péritoine. Paris, 1874.

(3) Faudrait-il regarder comme venant à l'appui de l'hypothèse de Dormont les deux faits suivants publiés dans le Schmidt's Jahrbucher? Ces faits sont très discutables et tout au moins exceptionnels : 1° chez un calculeux mort sans autres symptômes que des frissons et un état typhoïde, Eulenberg trouva le fond de la vésicule détruit et plus de 250 calculs dans la cavité abdominale. (1856, vol. XC, p. 47.) 2° Perforation du conduit cholédoque par un calcul. Mort survenue au bout de vingt jours. Elle serait due d'après Prault qui a recueilli l'observation à la résorption biliaire (?) non à la perforation du canal. Le péritoine n'offrait pas de lésions. (1859, vol. CI, p. 154.)

liaire très peu abondant la péritonite reste limitée, et suffise à enkyster celui-ci. Quelques auteurs (Ripault, Leudet, Denucé) ont attribué aux épanchement biliaires une tendance à se circonscrire, mais il est évident, comme l'a fait remarquer Axenfeld, que la phlegmasie péritonéale précède l'épanchement et que c'est elle qui en limite le développement.

Quoi qu'il en soit, à l'autopsie on trouve généralement une partie de l'épiploon et de l'intestin fortement colorée en vert brunâtre par le mélange de la bile et des matières phlegmasiques, la cavité péritonéale peut contenir une quantité de liquide variable mélangée à la bile et aux calculs qui y sont tombés en plus ou moins grand nombre,

Les symptômes sont ceux de la péritonite suraiguë par perforation, vomissements, pouls petit, misérable, facies grippé, abaissement momentané de la température suivi bientôt d'ordinaire d'une élévation considérable. A ces symptômes qui n'offrent rien de particulier, il faut en ajouter un dont l'importance est plus grande, parce qu'il peut appeler l'attention sur le foie, c'est une douleur brusque, une sensation de déchirement dans la profondeur de l'hypochondre et qui se montre avant les autres phénomènes.

Dans les cas où on n'a pas observé de symptômes de péritonite, ne peut-on supposer que la réaction a été tellement vive dès le début que la période de collapsus s'est produite immédiatement, donnant lieu aux frissons et à l'état typhique signalés par ces auteurs?

Le *diagnostic* des ruptures est très facile quand les phénomènes précédemments décrits surviennent brusquement chez un individu en pleine crise de colique hépatique et qu'ils ont été précédés d'une sensation de rupture dans le côté ; mais quand ils se montrent chez un malade que l'on ne connaît pas quand leur apparition n'a été précédée que de circonstances auxquelles on n'a pas prêté grande attention

(1) Barth et Besnier, loc. cit., p. 569.

le diagnostic est au contraire extrêmement difficile. On pense alors à un étranglement interne ou à une péritonite (1) ; chez des malades qu'on sait atteints de la cholélithiase on peut croire à la production d'une fistule biliaire intestinale (2).

Le pronostic est fatal, les accidents peuvent cependant se prolonger pendant plusieurs jours. Il est presque inutile d'ajouter que l'on ne peut absolument leur opposer qu'un traitement palliatif.

B. — *Rupture consécutive à l'inflammation des voies biliaires. Perforation aiguë.* — Celle-ci diffère de la précédente, anatomiquement, en ce que les parois des canaux et de la vésicule sont très altérée. Elle s'observe principalement à la suite de la cholécystite purulente, on pourrait alors la comparer à l'ouverture spontanée d'un abcès. Cliniquement, elle ne diffère de la variété précédente que par ce fait, qu'elle est précédée par les phénomènes qui annoncent la suppuration des voies biliaires, et les signes physiques de la distension plus ou moins marquée de la vésicule. Quand la rupture a lieu, on voit se dérouler avec plus de rapidité encore que dans la rupture proprement dite, s'il ne s'est déjà fait des adhérences, les symptômes d'une péritonite par perforation. En effet, ici il y a de la bile et du pus, souvent en quantité notable, qui tombent dans le péritoine.

Dans de rares cas, l'inflammation a pu être assez intense pour arriver jusqu'au sphacèle ; nous avons parlé du cas de Murchison dans lequel un calcul engagé dans le canal cystique avait produit un commencement de gangrène et consécutive ment la pyohémie. Lared (3) a rapporté un cas dans lequel

(1) Dilatation des voies biliaires. Rupture du canal cystique (service de M. le professeur Parisot). — Observ. par Spittman (in Rev. méd. de l'Est, 15 octobre 1879).

(2) Schmidt's Jarbucher, 1863, vol. CXX et 1867, vol. CXXVII. — Martin. Archiv. of med., vol. IV, avril 1865.

(3) Pathol. trans, X, 177. Cité par Charcot.

c'étaient les parois de la vésicule qui étaient sphacélées; un calcul était engagé dans le canal cholédoque.

Les ruptures de la vésicule, et à plus forte raison celle des canaux, sont des accidents, en somme relativement rares. Nous avons déjà cité les quelques exemples de rupture spontanée que nous connaissions. Les divers recueils contiennent encore quelques observations de rupture à la suite d'inflammation aiguë (1).

II. Ulcérations. — Fistules. — Le travail inflammatoire qui précède et prépare la migration des calculs hors des voies naturelles c'est-à-dire qui produit les *fistules biliaires* ne revêt pas toujours des caractères aussi graves. Il évolue le plus souvent d'une manière lente : à mesure qu'il fait des progrès, le péritoine chroniquement enflammé, se défend, pour ainsi dire contre le danger menaçant par la production d'adhérences qui limiteront étroitement l'épanchement au moment de la perforation.

Le siège de la perforation peut se faire sur tous les points des canaux biliaires mais affecte de préférence la partie inférieure de la vésicule (dont nous supposons connus les rapport normaux); l'existence d'adhérences péritonéales établissant des rapports anormaux entre le foie, les parois abdominales et les organes voisins suffisent à nous expliquer l'existence de très nombreuses variétés de fistules biliaires à l'étude desquelles il nous faut procéder maintenant.

Pathogénie et caractères généraux des ulcérations et fistules biliaires. — Les différentes phases du processus anatomique

(1) Gubler. Bull. de la Soc. anat., 1848. — Fred. Marshall. Lancet, 1848, t. II, p. 67. — F. Labbée. Bull. de la Soc. anat., 1865, p. 21. — Magnin. Observ. XIV, XV et XVI. — Seuvre. Bull. de la Soc. anat., 1873. — Frerichs. Observ. CXXXVI, p. 781. — Lebert. Traité d'anatomie path. gén. et spéciale. Paris, 1861, t. II, p. 272. — Ogle. Saint-Georges Hosp. Rep., t. III, p. 189. — Murchison. Loc. cit., obs. LXXII, obs. CLXIV et CLXV. — Leven. Comptes rendus de la Société de biologie; mai 1873, p. 171.

qui amène la perforation ont pu être étudiées chez quelques sujets morts de maladies intercurrentes, avant le développement complet d'une fistule biliaire en voie de se produire. De étude de ces faits, il résulte que les fistules sont toujours consécutives à une inflammation chronique dûe aux calculs : Celle-ci affecte le plus souvent la forme scléreuse. Les deux tuniques sont d'ordinaire épaissies, quelquefois infiltrées de petits cristaux irréguliers (1). Les plis qui normalement sillonnent la vésicule, tantôt disparaissent sous l'influence de l'inflammation tantôt au contraire s'accentuent au point de former comme dans une vessie à colonnes des logettes dans lesquelles on trouve parfois des calculs enchatonnés. Cette disposition, on le comprend facilite l'ulcération.

Ordinairement l'*ulcération* est irrégulière, à fond grisâtre ; les bords sont rouges, élevés, formés par la muqueuse épaissie, déchiquetée, imbibée de bile (2). On peut trouver à sa surface et dans l'épaisseur des parois ulcérées diverses cristallisations dérivées de la bile ou du sang (3) hématoïdine (Frerichs) ou cholépyrrhine (4). Habituellement solitaires, les ulcérations sont souvent multiples (obs. d'Hervey et de Fournet) parfois très nombreuses (5). Le plus souvent elles siègent dans la vésicule, mais on en a rencontré aussi dans les différents canaux (6). L'ulcération peut ne pas aller au delà d'une simple abrasion (7) ; quand elle est plus profonde les calculs peuvent s'engager dans la cavité ainsi creusée (8) et en y entretenant l'inflammation contribuer à hâter la perforation imminente. Le péritoine se trouve alors lui-même intéressé, mais lentement et sur un point très circonscrit. Il en

(1) Gubler. Bull. Soc. an., 1851. Voir aussi musée Dupuytren.
(2) Fournet. Bull. de la Soc. anat., 1835. — Hervet. ibid, 1873.
(3) Barth et Besnier. Loc. cit., p. 326.
(4) Potain. Bull. de la Soc. anat., 1861.
(5) Hopkins. Boston méd. and surg. journ., 1877.
(6) Guérard. Ulcération du canal cholédoque contenant un calcul. Bull. de la Soc. anat., 1837.
(7) Ogle. Saint-Georges Hosp. Reports, t. III, 1868, p. 178.
(8) Verneuil. Bull. de la Soc. anat., 1854.

résulte une péritonite localisée évoluant aussi sourdement que le travail ulcératif lui-même. Des fausses membranes se forment, établissant des adhérences avec les différents organes creux que nous passerons en revue (1) ou limitant des loges dans lesquelles au moment de la perforation, calculs, bile et pus pourront s'épancher presque sans danger et attendre qu'un nouveau travail inflammatoire leur fraye une voie vers la peau ou vers les organes de l'abdomen.

La bile et les calculs chassés de la vésicule ou des canaux, ceux-ci reviennent sur eux-mêmes et la perforation peut encore cicatriser. Barth a montré en 1851, à la société anatomique une cicatrice étoilée siégeant à la face interne de la vésicule, et résultant d'une inflammation ulcérative calculeuse.

Ces cicatrices constuent l'origine habituelle mais non exclusive d'un rétrécissement des voies biliaires (2).

Il semble cependant que les adhérences qui avaient permis le passage d'un calcul dans l'intestin par exemple, puissent se détruire et se résorber. On n'a en effet trouvé parfois que des lésions insignifiantes à l'autopsie de malades qui avaient jadis rendu par les selles des calculs trop volumineux pour qu'il fut permis de croire qu'ils étaient sortis des voies biliaires par les canaux naturels, Murchison et Fauconneau-Dufresne ont cité plusieurs cas de ce genre.

Telle est en général la pathogénie des perforation biliaires d'origine calculeuse. La perforation établie, il est évident que les choses se passeront différemment suivant la marche de la bile et des calculs. Nous allons maintenant étudier séparément ces cas particuliers.

(1) Faget. Bull. de la Soc. anat., 1845. Adhérences cystico-duodénales. — Sonnié-Moret. Bull. de la Soc. anat., 1835, p. 68. Adhérences avec le cæcum. Ramskill. Lancet, 1876, t. I, p. 379.

(2) Hoffmann, in Virchow's Arch. bd., 1867, cité par Straus, th. agr., 1878, p. 56.

Des fistules biliaires en particulier. — Les voies biliaires perforées peuvent s'ouvrir :

Dans le parenchyme hepatique ;

Entre le foie et le péritoine ;

Dans le péritoine ;

Dans l'appareil genito-urinaire ;

Dans l'appareil respiratoire ;

Dans les veines (V. Pyléphlébite) ;

Dans le tube digestif ;

Dans les parois abdominales, et communiquer avec l'extérieur.

Ces deux dernières variétés de communication sont de beaucoup plus fréquentes que toutes les autres : nous les décrirons avec soin, et nons suivrons encore ici, un ordre anatomique ; avant les *fistules externes cutanées*, nous aurons donc à étudier les *fistules biliaires internes* et parmi celles-ci nous nous occuperons surtout des fistules biliaires gastro-intestinales. Leur grande fréquence, les accidents ultérieurs qu'elles peuveut déterminer d'une manière indirecte en permettant l'arrivée de volumineux calculs les recommandent particulièrement à l'attention du médecin et justifient la place accordée à leur description.

FISTULES BILIAIRES INTERNES.

Fistules biliaires gastro-intestinales. — Ces fistules sont assez fréquentes puisque nous avons pu en réunir 65 observations. Dans quelques-unes, il y avait en même temps des calculs biliaires et un cancer de la vésicule, mais comme les calculs avaient joué probablement le principal rôle dans la production de la perforation, nous avons cru devoir joindre ces cas à notre statistique. En dehors de ces cas mixtes, la grande majorité des fistules calculeuses internes ont été déterminées par des concrétions volumineuses ou par des agglomérations calculeuses. On peut presque dire que c'est là, la voie ordinaire d'élimination des gros calculs.

Les fistules biliaires intestinales peuvent être directes ou indirectes.

Quand des adhérences ont réuni et adossé les parois des réservoirs biliaire et digestif, un seul orifice bi-muqueux, plus ou moins large établit une communication directe.

Au contraire, quand la perforation des voies biliaires a lieu avant l'adossement des parois, la communication ne peut plus avoir lieu que secondairement par l'intermédiaire d'une péritonite enkystée qui s'ouvrira dans l'intestin. La fistule est alors sinueuse, anfractueuse et ses orifices sont séparés par un cloaque qui, plus tard, lorsque les calculs sont évacués peut se rétracter, s'étirer, s'oblitérer et se transformer en une simple adhérence fibroïde. On trouve dans les observations de Barth (1851), de Bourdon (1859) et de Murchison (n° LXXI) de beaux exemples de ces fistules indirectes.

La fistule établie, les calculs passent en général très facilement dans les voies digestives. Quelquefois cependant le calcul trop volumineux ne peut sortir de la vésicule du fiel (obs. Desprès).

Les calculs évacués, la fistule peut persister, mais souvent aussi elle guérit. MM. Barth et Besnier (*loc. cit.* page 374) citent 4 cas — (Barth, Notta, Brayne et Baillie) dans lesquels on trouva des cicatrices remplaçant, sans aucun doute possible, d'anciennes perforations calculeuses.

Les symptômes des fistules biliaires intestinales sont d'ordinaire fort obscurs et souvent même, ils manquent tout à fait. On a souvent signalé des vomissements, des signes vagues de péritonite locale; l'absence habituelle d'ictère. Enfin Frerichs (obs. CXLVI) a observé une fois une hématémèse et du melœna.

Le plus ordinairement le malade n'accuse aucune douleur, aucun phénomène insolite jusqu'au moment de l'expulsion du calcul dans les selles ou des accidents qu'il peut déterminer dans l'intestin. Aussi a-t-il été permis de dire que l'expulsion des gros calculs est moins douloureuse que celle des petits.

Après avoir ainsi étudié les fistules biliaires gastro-intestinales en général, indiquons quelques particularités de leur histoire selon le point du tube digestif où s'est faite l'ouverture.

On peut diviser les fistules biliaires gastro-intestinales en trois grandes variétés suivant que les voies biliaires communiquent *avec l'estomac* ce qui est rare (5 cas) *avec le duodenum* ce qui est la règle (42 cas), ou avec *le colon* ce qui est beaucoup moins fréquent (19 cas).

a) Avec l'estomac.—Nous n'avons pu en recueillir que 5 cas.

Cas de Baillie cité par Barth et Besnier, p. 374.
Cruveilhier. Traité d'anat. pathol., t. II, p. 541.
Oppolzer. Zeitschrift der Gesellsch der Aerzte in Wiener, nov. 1860.
Fist. hépato-gastrique. Murchison (trad. de Cyr, obs. CXIX, p. 380.
Obs. de Jeaffreson rapportée par le même auteur, p. 498).

Malgré cette pénurie d'observations, Murchison n'est pas loin de croire que cette variété de fistules est beaucoup plus fréquente qu'on ne le pense, et, c'est à des communications de ce genre restées latentes qu'il attribue l'expulsion de calculs biliaires par le vomissement, mode d'expulsion dont il cite 12 cas, dans la plupart desquels il n'y a pas eu d'ictère. (1)

b) Avec le Duodenum. — Fistule duodéno-cholédoque. — Frerichs loc. cit. Obs. CLIII,

Quant aux fistules *cystico-duodénales* nous en avons réuni 41 cas, dont 36 sont déjà cités dans Murchison (V. p, 499 et 502. Tr. franç.) Les 5 autres cas que nous avons pu découvrir sont dues à :

Faget. in Bull. de la Soc. anat., 1845.
Adhérences cystico-duodénales. Imminence de perforation.
Cornillon. — in Bull. de la Soc. an., 1848.
Ramskill. — in Lancet, 1876, t. I, p. 379.
Desprès. in Bull. de la Soc. anat., 1876.
Quenu. — 1876, p. 386.

c) Avec le colon. = Les fistules cystico-coliques ont été ob-

(1) Il se pourrait très bien ainsi que le fait remarquer M. Charcot, que toutes les fistules biliaires ne soient pas dues à une perforation calculeuse. Dans un cas Ogle a vu un ulcère rond de l'estomac, prêt à perforer la vésicule.

servées dans des cas où la lithiase coïncidait avec le cancer de la vésicule biliaire. Sur 9 cas, Murchison a trouvé 6 fois la vésicule cancéreuse. C'est, sans doute, à l'augmentation de poids et de volume déterminée par le néoplasme qu'il faut attribuer ce déplacement de la vésicule qui l'éloigne du duodenum et le rapproche du colon. Murchison n'a trouvé en effet qu'un exemple de fistule cystico-duodénale cancéreuse.

La communication s'établit généralement au niveau de l'angle du côlon ou dans la moitié droite du côlon transverse.

Dans trois cas que nous citons plus loin, la vésicule s'était ouverte en même temps dans le duodénum et dans le côlon.

Nous avons réuni 16 cas de fistules cystico-coliques; parmi lesquelles les neuf premières seulement sont déjà citées par Murchison (p. 504).

2 Dans Fauconneau-Dufresne. Loc. cit., p. 335.
1 de Durand-Fardel.
1 Cruveilhier. Traité d'anat. path., t. II, p. 543.
1 au Musée de la méd. Soc. of. Boston, V, s. n° 565.
2 dans Murchison, obs. CLXXVI et CLXVIII.
1 Ogle-Saint-Georges Hosp. Rep., t. III, p. 178.
1 au musée de Saint-Bartholomew's Hosp. Ser. XVI, n° 84.
1 Bermond. in Bull. méd. de Bordeaux. 1833-34, t. I, p. 523.
1 Clin. in Bull. de la Soc. anat., 1848.
1 Barth — 1851.
1 Bourdon. Soc. méd. des hôp. in Union médicale, 1859,
1 Gros. in Bull. de la Soc. anat., 1859.
1 Cuffer. in Bull. de la Soc. anat., 1875.
1 Dreyfus. — 1876.

Les 3 cas de fistule cystico-colo-duodénales sont dus :
1 à Partridge. in Lancet, 1849, t. I, p. 210.
1 à Murchison. Loc. cit., obs. CLXXI.
1 à Bristowe. Path. transact., IX, p. 285.

Accidents déterminés par les calculs biliaires dans l'intestin. — Arrivés dans l'intestin, les calculs même volumineux peuvent être expulsés sans causer aucun accident : Mais quelquefois par suite de circonstances particulières (arrêt du calcul, pénétration dans l'appendice cæcal ou dans un diverticulum anormal), ils déterminent des symptômes d'obstruction intestinale ou la perforation de l'intestin.

Obstruction intestinale. — L'obstruction de l'intestin par des calculs biliaires n'est pas très rare. Nous en avons trouvé 38 cas ; 25 étaient connus de Murchison qui en donne la liste page 499 (trad. de Cyr). Nous donnons ci-dessous l'indication bibliographique des 13 autres cas (1).

Le plus souvent l'obstruction est due simplement à l'oblitération du calibre de l'intestin par le calcul. Le volume de ceux qui ont été expulsés explique suffisamment la possibilité du fait. Cependant quand nous nous sommes occupé des phénomènes d'étranglement comme complication de la colique hépatique, nous avons vu qu'il n'était pas impossible que le *pincement* d'un calcul par l'orifice du canal cholédoque puisse devenir la cause de cet accident (Béhier Disc. à la Société médicale des hôpitaux, p. 156). Deux fois, parmi les cas que nous mentionnons (Cuffer Cornillon), l'effacement du calibre de l'intestin était manifestement dû à des adhérences de la vésicule biliaire avec le duodenum, dans un cas, et le côlon transverse, dans l'autre.

On conçoit que ces diverses éventualités puissent se présenter, mais il n'en reste pas moins certain que, en règle générale, le volume considérable du calcul est la seule cause des accidents.

(1) Campbell. London Medical Gaz. et Gaz. méd. de Paris, 1846, p. 550.— Marrotte. Soc. méd. des hôpit., 1856.— Bull. général de thér., t. XCIV, p. 29. — Neill. Liverpool, médico-chirurg. journal, 1858 ; Janvier et Arch. de méd., 1858, 5e série, t. 11, p. 361. — Röser. in Schmid's Jahrbücher, 1858, vol. LCXVIII, p. 183. — Leasasure. in Schmid's Jahrbücher, 1858, vol. Cl, p. 55. — Simon. in Schmid's Jahrbücher, 1871, vol. CLII, p. 161. — Brouardel. in Bull. de la Soc. anat., 1875. — Handfield Jones. Deux cas d'obstruction intestinale par calculs biliaires. in Medical Times and Gazette, 1878, p. 217.— Conheim. in Virchows. Arch. 1866, t. XXXVII, p. 415 et deux cas d'obstruction par des adhérences. — Cornillon. in Bull. de la Soc. anat., 1868. — Cuffer. in Bull. de la Soc. anat., 1875.

Comment des calculs très volumineux ont-ils pu pénétrer dans l'intestin? Il est d'autant moins probable qu'ils aient traversé les canaux billaires, que dans la majorité des cas on n'a observé ni coliques hépatiques, ni ictère. Nous savons bien que les calculs biliaires peuvent augmenter de volume dans l'intestin par l'addition de couches concentriques (1), mais cela n'explique guère le début brusque des accidents, et en présence du grand nombre de fistules biliaires intestinales connues aujourd'hui, n'est-il pas plus logique d'admettre, avec Murchison, que c'est par ces voies accidentelles que sont venus les calculs assez gros pour déterminer l'occlusion intestinale.

C'est presque toujours dans le jéjunum ou l'iléon que les calculs se trouvent arrêtés. On en a trouvé aussi dans le gros intestin, dans le cæcum (2) dans l'S iliaque (3) et même dans le rectum, à une si petite distance de l'anus que le doigt pouvait les atteindre. Mais dans ces cas les calculs donnent lieu en général à d'autres accidents que l'iléus.

Dans les autopsies qui ont été faites, le calcul oblitérait hermétiquement le calibre de l'intestin. Celui-ci était injecté, violacé, fortement dilaté au-dessus de l'obstacle, rétréci en dessous.

Les symptômes d'obstruction intestinale par des calculs biliaires n'ont rien de bien spécial.

Cependant, d'après Brinton (4) et Murchison, cette forme d'iléus se distinguerait par l'intensité de la douleur, les vomissements incessants et violents, les crises fréquentes et intermittentes et la rapidité avec laquelle la dernière crise se termine souvent par la mort; de plus elle guérit assez fréquemment et s'observe surtout chez des femmes âgées.

Malgré ces nuances, le diagnostic est toujours bien difficile

(1) Voir Watson. Edimb. méd. journal, mai 1868, p. 989.
(2) Voir dans Fauconneau-Dufresne, pp. 277, 280. Obs. de Wegeler et de Leigh Thomas.
(3) Voir plus loin, obs. de Gros.
(4) Brinton. On intestinal obstruction, 1867, p. 75.

à faire pendant les accidents, et les antécédents ne seront pas en général d'un grand secours puisque habituellement, il n'y a eu ni coliques hépatiques, ni ictère.

Deux des observateurs que nous avons cités disent avoir perçu au travers des parois abdominales le calcul formant tumeur. On devra surtout soupçonner l'origine calculeuse de l'iléus quand on verra tous les accidents disparaître brusquement, comme cela a eu lieu dans le tiers environ des cas que nous connaissons. Le corps du délit ne pourra du reste tarder beaucoup à être expulsé dans les selles.

Deux fois, dans l'observation de Mayo cité par Fauconneau-Dufresne et dans celle de Marrote tous les symptômes on disparu et les calculs ont été rendus immédiatement après l'exploration de l'abdomen par le palper. On sera donc autorisé, si l'on soupçonne la cause de l'obstruction, à pratiquer un léger massage abdominal avant de recourir aux purgatifs, aux lavements excitants, à l'électrisation, aux lavements d'eau de de Seltz ou aux méthodes chirurgica es.

Perforation intestinale. — Pérityphlite. — Avec ou sans obstruction intestinale, les calculs biliaires peuvent produire la perforation de l'intestin, soit par suite d'une distension exagérée, soit par ulcération ou gangrène des parois du tube digestif. On a observé des perforations de ce genre dans toutes les parties de l'intestin, au niveau du duodénum (1) du jejunum (2) de l'iléon (3) du colon (4) et surtout de l'appendice vermiculaire (5). Le résultat a touioursété une péritonite suraigüe rapidement mortelle.

Enfin, arrêtés dans le cœcum ou l'appendice cœcal, les

(1) Martin, 1865. — Schmidts Jahrbücher, vol. CXXVII, p. 304.

(2) Seufft, 1863. — Schmidts Jahrbücher, vol. CXX, p. 307.

(3) Le Gros Clark, 1872. — Médico chirurgical, Transactions in Hayem, t. II, p. 115. — Horace Jeaffreson. Deux cas de perforation de l'iléon. Brit. méd. journal, 1868, p. 531.

(4) Snap. Méd. Times et Gaz. méd. de Paris, 1848, p. 674.

(5) Budd. Dis. of liver. 3e éd., p. 378. — Musée de l'hôpital Saint-Barthélemy, serv. XXVI, n° 65. — Trousseau. Clinique méd.

calculs biliaires peuvent, au même titre que tous les corps étrangers, déterminer la typhlite et la pérityphlite dont les symptômes et la marche ne présentent alors rien de particulier. Un cas de Wegeler, cité par Fauconneau-Dufresne (page 277), s'est terminé par la mort avec des symptômes d'ilius. Un autre de Séry (2) aboutit à un abcès circonscrit qui s'ouvrit au-dessus du ligament de Fallope.

Examinons maintenant ce qui se passe, quand la perforation des voies biliaires se fait dans les autres organes de l'abdomen.

1° *Ouverture des voies biliaires dans le parenchyme hépatique* (1). Celle-ci donne généralement lieu à un abcès du foie dans lequel se trouve un ou plusieurs calculs, nous n'avons point à revenir sur ce qui a été dit à ce sujet : cependant il est possible d'admettre que, dans certaines conditions anatomiques spéciales, un petit calcul enchatonné ou enkysté dans une dilatation des canaux biliaires puisse pénétrer par effraction dans la substance du foie, sans déterminer une inflammation suppurative. Nous croyons même que c'est à une disposition de ce genre, soit qu'il y ait eu réellement ulcération de la paroi, soit que celle-ci très altérée ait été méconnue, qu'il faut rapporter l'opinion des auteurs qui ont avancé qu'il peut se former des cholélithes dans le foie, en dehors des canaux biliaires.

2° On doit rapprocher du groupe précédent les cas où l'*ouverture des voies biliaires* se fait *entre le foie et le péritoine.* Dans deux cas publiés (Bul. Soc. Anat. l'un par Hérard en 1850, l'autre par Barth 1851) on trouva des calculs et du pus sous la séreuse, dans l'espace fibro-celluleux qui sépare le foie de la vésicule du fiel. Celle-ci était perforée dans le

(1) Siry. Méd. Times and Gaz., 1859, t. II, p. 372.

(2) Fauconneau-Dufresne, p. 336. — Thélesius, cité par Fauconneau-Dufresne, p. 300. — Stalpart-Vandewiel, cité par Fauconneau-Dufresne, p. 336. — Franck. in interpretationes clinicæ, cité par Fauconneau-Dufresne, p. 337. — Grand-Claude, cité par Fauconneau-Dufresne, p. 307. — Tukwell. Pathol. transact., 1876, t. XXI, p. 223.

cas d'Hérard et ne présentait pas trace de cicatrice évidente dans le cas de Barth.

3° *Ouverture dans le péritoine.* — Dans la très grande majorité des cas, la perforation par ulcération lente détermine une péritonite circonscrite ; quelquefois cependant, les adhérences sont insuffisantes à limiter l'épanchemen biliaire et il se produit une péritonite généralisée. Nous donnons ici les indications bibliographiques de tous les cas de ce genre que nous avons pu recueillir.

3 observ. d'Andral. in Archiv. de méd., 1824, t. VI, p. 161.
Amussat. — 1827, t, XIV, p. 286.
2 obs. de A. Duplay. — 1833, t. I, 3e série, p. 385
Malmsten. in Canstatt, 1856, t. III, p. 329.
Plazer. — 1860, t. III, p. 254.
Chevallereau. France méd., 1874.
Lyman. Borton médic., and surg. journ., 17 octobre 1878.

Nous ne citerons pas ici toutes les observations de péritonites enkystées que nous avons trouvées, il nous faudrait reproduire beaucoup de celles qui figureront dans l'histoire des fistules biliaires externes; qu'il nous suffise de dire qu'elles sont très nombreuses.

La péritonite enkystée, n'est en effet le plus souvent qu'une des phases de l'établissement de la fistule, ainsi que nous l'avons vu précédemment. Mais la mort peut survenir avant l'achèvement du travail (1) ; quelquefois aussi les calculs demeurent définitivement enkystés dans cette poche accidentelle (2) (3). Dans plusieurs cas (voir fistules cutanées), entre autres dans le cas de Bercioux (4) la vésicule et le bord antérieur du foie contractent des adhérences avec la paroi abominale, et la perforation se faisant au-dessus des adhérences, la péritonite est limitée à l'espace circonscrit par la surface convexe du foie, le diaphragme et la paroi.

(1) Guibout. Obs. lue à la Soc. des hôp. in Gaz. hebd., 1864, p. 811.
(2) Simon. Pathol. transact., V, p. 157.
(3) Shearman. Méd. Times and Gaz., 1859, t. I, p. 274.
(4) Bercioux. Bull. de la Soc. anat., 1858.

Les symptômes de la péritonite enkystée n'ont rien de particulier dans le cas de communication avec les voies biliaires. Les décrire ici nous entraînerait trop loin de notre sujet ; qu'il nous suffise de rappeler que souvent aucun symptôme n'avait été perçu et que rien n'avait été soupçonné jusqu'à l'autopsie ou jusqu'à l'établissement d'une fistule.

4° *Communication des voies biliaires avec l'appareil génito-urinaire.* — A. FISTULE CYSTICO-VAGINALE. — Le seul cas connu est celui de Franck (obs. médic. chir., Mayence, 1783), cité par Fauconneau-Dufresne ; des adhérences s'étaient établies entre la vésicule et l'utérus gravide.

Pendant les efforts de l'accouchement, la vésicule fut rompue et l'épanchement biliaire s'ouvrit une voie dans le vagin.

B. Les FISTULES CYSTICO-URINAIRES sont un peu moins rares ; aux deux cas cités par Fauconneau-Dufresne, et reproduits par tous les auteurs qui se sont occupés des accidents de la lithiase biliaire, nous avons pu en réunir trois autres :

1° Faber. Heidelberger, méd., annal., t. V, cahier 4, et Schmidts Jarhbücher, vol. XXVIII (1840). Issue par l'urèthre sans autres symptômes que de légères douleurs dans la région lombaire et de la dysurie calculeuse de plusieurs petits calculs formés de cholestérine et de pigment biliaire. L'urine contient les éléments de la bile.

2° Barraud de Lyon. in Journal de clinique médic , 1837.

3° Obs. in Schmidts Jahrbrücher, vol. CXXIX, p. 36 (1866). — Expulsion de calculs biliaires par les voies urinaires. Femme de 30 ans. Guérison.

4° Gutterbock. Calculs biliaires dans la vessie, Guérison. In Archives de Virchow, 1876, vol. LXVI, p. 273.

5° Köstlin. in Canstatt, t. II, p. 333, 1864. Une femme de 35 ans, rend avec des symptômes péritonéaux pendant 2 ou 3 ans des calculs biliaires par l'urèthre. — Elle meurt d'accidents pulmonaires. A l'autopsie, on trouva un conduit allant de la vésicule biliaire à la vessie.

On voit que dans les quatre premiers cas il n'y a pas eu d'autopsie et qu'aucun symptôme important n'avait précédé l'expulsion des calculs.

A propos des deux premiers, Fauconneau-Dufresne et avec lui tous les auteurs, admettent que des adhérences, et plus tard une communication, ont dû s'établir entre la vésicule biliaire et le bassinet du rein droit qui n'en est pas trés-éloigné. Il est possible que les choses se soient passées ainsi dans les trois premiers cas. Mais dans le quatrième, le seul où il y ait eu autopsie, il est évident qu'une péritonite circonscrite a été l'intermédiaire entre la vésicule biliaire et le réservoir urinaire.

Par contre nous pouvons signaler, à la suite de ces faits, le cas exceptionnel de Murchison, ou un calcul rénal fut expulsé à travers une fistule biliaire qui avait déjà donné passage à des calculs biliaires (p. 518).

5° *Fistules pleurales et pulmonaires.* — Ces fistules sont très rares. Dans les autopsies où on les a constatées, c'est par l'intermédiaire d'un abcès hépatique ou périhépatique que la communication s'était établie, d'une part avec les canalicules biliaires dilatés, d'autre part avec la plèvre et les bronches.

Dans les cas de Cayley et de Pasturaud, l'abcès péri-hépatique occupait entre le diaphragme et le foie cette loge dont nous avons indiqué plus haut la formation.

1° Cayley. Pathological transactions, t. XVII, p. 161, cité par Murchison (traduct. de Cyr), p. 506. Obstruction du canal cholédoque par un calcul dont on retrouve la loge à l'autopsie. Mort par ictère grave. Communication entre la plèvre gauche, l'abcès périhépatique et un canalicule très dilaté perforé.—2° Legg. Pathol. Trans., XXV, cité par J. Cyr. Note à la traduction de Murchison. Calculs biliaires dans le cholédoque. Abcès du foie s'ouvrant dans le péricarde et la plèvre. — Pas d'ictère.

Ces deux cas sont manifestement d'origine calculeuse. Dans les trois suivants il n'est pas démontré que l'abcès du foie ait eu cette origine, mais ils sont intéressants au point de vue des symptômes.

III. Pasturaud. Bull. de la Soc. anat., 1874.
Péritonite périhépatique. Abcès entre le foie et le diaphragme ouvert dans les bronches (sans pleurésie). Vomique. Souffle amphorique. Bruit de succussion. — Tintement métallique.

IV. Simmons. Americ. Journ. of médic., oct. 1877. Abcès du foie ouvert dans la bronche droite.

V. Laboulbène. Union méd., août 1875 et Pech, th. Paris 1879.

Expectoration verte composée d'un liquide purulent mêlé de bile. Râles muqueux à la partie moyenne du poumon droit, disparaissant après la toux et l'expectoration. — Pas d'autopsie.

On voit que dans ces trois derniers cas, il n'y avait pas d'épanchement pleurétique et que dans le cas de Pasturaud on avait dans la région hépatiqae tous les signes d'un pneumo thorax. Cette particularité intéressante s'est reproduite dans un cas de kyste hydatique du foie ouvert dans les bronches, communiqué à la *Société anatomique* par M. Rendu en 1874.

FISTULES BILIAIRES CUTANÉES.

Fauconneau-Dufresne, en 1851 avait réuni 17 observations de fistules biliaires externes. Dans leur article Voies Biliaires, du dictionnaire encyclopédique. MM. Barth et Besnier en citent trente cas, enfin dans sa dernière édition traduite par Cyr, Murchison dit avoir trouvé dans la science quatre-vingt-six cas à ajouter à ses trois observations personnelles. (Voir p. 506 (obs., n^os CLXX CLXXII et CLXXIII).

A ces quatre-vingt-neuf cas, nous pouvons en ajouter trente-deux qui n'entrent pas dans la stastique de cet auteur; quelques-unes sont d'ailleurs postérieures à la publication de son ouvrage (1).

(1) Binet. 1832. — Acad. méd., séance du 29 juin, in Arch. méd., t. XXIII, p. 449, 1830. — Schurmeyer. Schmidt's Jahrbücher, vol. XIX, p. 47, 1838.

Alli de Brünn. Œster méd. Jahrbücher, bd. XII, — Vreft in Arch. méd., 3e série, t. IV, p. 235, 1839. — Hocker, II, 119, 1842. Schmidts Jahrbücher. — Canton. Lancet, 1856, t. II, p. 570.

Weber. Canstatt, III, p. 329, 1856. — Soc. anat., 1857, p. 289. Siry. — Leclercq (de Senlis). In Bull. de la Soc. anat., 1858.

Société de chirurgie in France méd., n° 25, 18 juin 1859, p. 194. — Ph. Scholf. Vol. CVII, p. 156, 1860. — Leclerc de Caen. Académie des Sciences, séance du 19 janvier 1862 in Gaz. hebd., 30 janvier 1863, p. 75.

Demarquay. Soc. chirurg., séances du 26 novembre et 10 décembre 1862, in Gaz. hebd., 3 janvier 1863, p. 30. — Jahresbericht. Canstatt, 1869, t. II, p. 153. Beck.

Thèse Lignerolles, Paris, 1869, des Fistules ombilicales. — Obs. I Ingersbev. Schmidts. Jahrbücher, 1873. vol 157, p. 132.

Viollet in Bull. soc. anat., 1873. — Liverpool, and Manchester med

Les fistules biliaires externes sont donc loin d'être rares. Elles ont été observées le plus souvent chez des femmes qui avaient plus de 40 ans. Ordinairement spontanées, elles succèdent souvent encore à des opérations faites dans le cas de tumeur ou d'abcès biliaire afin d'empêcher l'ouverture spontanée ou les dangers de la rupture dans le péritoine, quelquefois aussi, à des opérations faites par suite d'une erreur de diagnostic. La malade guérit, mais garde pendant très longtemps ou toute la vie un petit trajet fistuleux.

Nous avons assez longuement décrit la pathogénie des diverses communications biliaires pour qu'il soit inutile d'y revenir ici.

Il nous suffira de rappeler que la perforation peut se faire par cholécystite suppurative ou par perforation lente ; que la vésicule peut se mettre en rapport avec la paroi abdominale directement ou par l'intermédiaire d'une péritonite enkystée qui formera ensuite un clapier, un cloaque intermédiaire. Dans tous les cas l'ouverture au dehors est toujours précédée d'un phlegmon des parois abdominales qui évolue plus ou moins rapidement.

Les *symptômes* de ce phlegmon servent en quelque sorte de *prodromes* à l'établissement de la fistule. Le plus souvent

and surg. Reports, 1874, p. 66. — Bull. méd. du Nord, nº 4, avril, 1876. Wannebroucq. — Th. Anger, France méd., 16 avril, 1879. Com. Soc. clin. de Paris.

Machisch. Schmidt's Jahrbücher, vol II, p. 300. — Dr Heyfelder. Schmidt's Jahrbücher, vol. XI, p. 220. — Bryant, British med. journal, 30 mai 1879. — Dr Levacher, Arch. de méd., 4e série, t. XIII, p. 107.

Salzman, Schmidt's Jahrbücher. 1871, vol. CL, p. 37. — Borret, Schmidt's Jahrbücher, vol. VII, p. 47. — Ch. Slocum, Medical Record of New-York, 2 juin 1873. — Brousson. Union méd., 1875. Obs. I, thèse Viple. Paris, 1876. Thèse de Fretin, Paris, 1853, obs. V. — Chaudron. Thèse inaugurale, Paris, 1878, obs. I. — Obs. personn. inédite. Fistule biliaire externe, chez une femme de 55 ans. D'après les renseignements dus à l'obligeance de mes collègues Sabourin et Veil, internes du service de M. Jaccoud, où la malade venait d'être traitée quand j'ai eu occasion de l'examiner, il paraît certain que dans ce cas, il y a eu également communication avec l'intestin.

la marche de ce phlegmon est lente, et ce n'est qu'après un temps assez long (de un mois à plusieurs années) qu'il arrive à la suppuration. — Pendant toute cette période, le malade ressent des *douleurs* plus ou moins vives dans l'hypochondre droit ou l'on constate bientôt de l'empâtement du gonflement et enfin une *tumeur* de volume variable, quelquefois inégale, composée de plusieurs bosselures, étendue soit horizontalement vers l'épigastre, soit presque verticalement vers la fosse iliaque.

Enfin, la *fluctuation* apparaît ; l'abcès s'ouvre au dehors, la fistule est constituée. Pendant toute cette période prodromique, il est très rare d'observer de l'ictère.

Symptômes de la fistule. —Le *siège* de l'orifice externe est très variable. C'est dans la très grande majorité des cas l'hypochondre droit ; puis viennent par ordre de fréquence les régions ombilicale (cas de Buettner, de Drouineau, de Leclercq, etc., etc), et épigastrique.

Exceptionnellement on a trouvé l'orifice ou les orifices dans les régions sous-ombilicale (Mackinder), inguinale, (Siry) et même pubienne (Huguier, Gaz. des hôpit. 1846. — Th. Anger 1879).

L'*orifice* est le plus souvent fongueux, à bords renversés saignant facilement ou bien dur et calleux.

La peau est quelquefois décollée jusqu'à une certaine distance ; ordinairement elle est épaissie, indurée, erythémateuse. L'orifice, généralement très petit, présente parfois, principalement dans la région ombilicale, des dimensions assez considérables.

Le *trajet* ne doit être exploré avec le stylet qu'avec les plus grandes précautions. MM. Barth et Besnier (Dic. ency. page 380) rappellent à ce sujet que Robert en 1836 détermina une péritonite mortelle par la simple introduction d'une pince à pansements dans un trajet de ce genre.

Rarement en effet le trajet conduit directement dans la vésicule ; il est irrégulier, anfractueux ; il offre des brides, des sinuosités, des coudes, dans l'épaisseur des parois abdominales et parfois sous la séreuse et au milieu des adhérences péritonéales. Dans quelques cas (Th. Anger, 1879) la paroi était comme sillonnée de trajets aboutissant à des orifices multiples.

Enfin parfois ces trajets conduisent non-seulement dans la vésicule, mais dans le colon, dans le duodénum (1); on a dans ce cas *une fistule mixte* à la fois externe et interne.

Par l'orifice, il s'écoule d'abord *du pus* en plus ou moins grande quantité parfois coloré en vert par la bile, plus souvent teinté de sang.

Plus tard, au pus phlegmoneux bien lié du début, succède une sérosité louche, ichoreuse, souvent incolore. En effet l'écoulement de bile n'est pas constant.

Parfois un flot de pus verdâtre s'échappe lors de l'ouverture du phlegmon, puis la bile ne reparaît plus dans l'écoulement. Il est probable que dans ce cas il y a oblitération du canal cystique ; d'autre fois la bile s'écoule presque pure et en quantité variable (de 1 once à 1 litre par jour). Dans les cas où les malades perdent régulièrement 200 à 300 grammes de bile par jour, on observe comme chez les chiens auxquels on a établi des fistules biliaires, une augmentation notable de l'appétit, et plus tard un amaigrissement qui peut aller jusqu'au marasme et qui s'explique non-seulement par la déperdition journalière, mais aussi par les troubles digestifs qui résultent de l'absence ou de l'insuffisance du liquide biliaire dans l'intestin.

Les calculs s'échappent quelquefois d'eux-mêmes par l'orifice fistuleux, mais leur sortie est alors très lente, et le plus souvent c'est le chirurgien qui opère leur extraction.

Les calculs dont la présence a déterminé une fistule biliaire externe sont généralement ou très volumineux ou très nombreux. On en a vu jusqu'à plus de cent sortir d'un orifice fistuleux, on en a extrait ayant le volume d'un œuf de poule (Fauconneau-Dufresne, etc.)

(1) Bristowe. Path. Transact., IX p. 285.

Lorsqu'on peut pratiquer l'examen avec le stylet, la présence des calculs est toujours facile à constater.

Le choc de l'instrument sur un corps dur, crayeux, dans les régions où existent ordinairement les fistules biliaires, ne peut guère laisser de doute à l'esprit.

Quant au *symptômes généraux*, sauf dans les cas de déperdition biliaire abondante, ils sont généralement peu prononcés. La fièvre, quelquefois assez vive dans la période phlemoneuse, disparaît aussitôt que la fistule est établie. Elle ne reparaît avec la forme hectique, avec de la diarrhée, des vomissements, etc., que dans les cas rares où le marasme survient.

Pronostic. — La guérison est la règle, mais elle se fait quelquefois longtemps attendre ; elle est bien peu probable sinon impossible tant qu'il existe des calculs dans la vésicule ou dans les trajets fistuleux. L'écoulement de la bile paraît être aussi, mais d'une façon moins absolue, un obstacle à la cicatrisation ; on a vu des malades conserver pendant des années à la paroi abdominale une ouverture fistuleuse et un petit suintement biliaire sans altération sensible de la santé générale.

Le *diagnostic* sera toujours difficile dans la première période avant l'établissement de la fistule, l'ictère et les coliques hépatiques manquant le plus souvent.

A moins que l'on n'ait perçu à l'avance par le palper l'augmentation de la vésicule et la sensation de collision, on ne pourra guère que soupçonner l'origine calculeuse de la tumeur de l'hypochondre droit que l'on pourrait tout aussi bien prendre pour un abcès du foie, pour un kyste hydatique, un abcès froid, un abcès stercoral, une inclusion fœtale, pour une ovarite suppurée (V. Diagnostic de la tumeur biliaire).

Après l'établissement de la fistule, l'écoulement de liquide verdâtre, le choc du stylet sur les calculs, et en l'absence de ces deux signes, la direction du trajet rendront généralement le diagnostic plus facile.

Le *traitement* des fistules sera indiqué avec celui des autres accidents de la lithiase biliaire.

TRAITEMENT (1).

Les accidents de la cholélithiase donnent lieu à une intervention thérapeutique variable suivant leur nature et suivant leur intensité. Quelques auteurs (Cazalis, Sénac) ayant vu des troubles nerveux graves survenir chez des malades guéris de leur lithiase ont pensé que dans quelques cas, celle-ci ne devait pas être combattue. Nous ne pouvons que signaler en passant ces faits exceptionnels, et l'opinion qu'ils ont fait naître.

Les accidents de la lithiase biliaire demandent, au contraire, en règle générale, à être combattus énergiquement. Etudions les moyens dont on dispose à cet égard.

I. Colique hépatique. — Quand on est appelé auprès d'un malade, en proie à une crise douloureuse offrant tous les caractères que nous connaissons, il faut immédiatement courir au plus pressé, diminuer la douleur d'abord, puis, ce premier résultat obtenu, chercher à favoriser l'expulsion du calcul et s'il est possible empêcher qu'il s'en forme de nouveaux.

Pour calmer les douleurs, deux moyens surtout doivent être employés: les grands bains tièdes et la morphine en injection hypodermique ; viennent ensuite les autres anesthésiques, opium, belladone, etc.

Les bains tièdes ont pour effet d'entraîner une sédation générale, ils doivent être donnés à la température de 30 à 34°

(1) Parmi les ouvrages cités Cf. principalement, Pujol, Fauconneau-Dufresne, Willemin, Sénac, Barth, et Besnier. (Index bibliog. des principaux travaux contenu à la fin de cet article), Tripier. Des anesthésiques dans la colique hépatique. (Ac. des Sc., 1868). Kohler, Schmidt's Jahrbücher, 1871. — Des calculs biliaires. Revue des travaux anglais de Watnough Kisch, Flag, Buckler in Schmidt's Jahrb., 1868. — Discussion sur le traitement de la col. hép. Soc. de thér., Paris, 1873. — Mémoire de Bordier, ibidem. — Dujardin-Beaumetz (Bull. thér. 1873). — Laborde, Soc. de biologie et Bull. de thérapeutique, 1874. — Durand-Fardel. Lettres médic. sur Vichy, 1877. Société d'hydrologie, 1878, Dict. d'hydrologie.

environ pour réagir contre la sensation de froid qui accompagne très souvent la crise. Les bons effets de l'immersion ne se font pas sentir tout de suite. Aussi, déjà Portal recommandait-il de prolonger le bain assez longtemps. Au début le malade est très agité, il supporte mal l'immobilité relative dans laquelle il est obligé de se maintenir et demande à rentrer dans son lit, puis, le calme survient, s'il a eu la patience d'attendre.

Les injections de morphine permettent d'obtenir cet effet d'une manière bien plus rapide et bien plus complète. Aujourd'hui après les discussions de la Société de thérapeutique de Paris (1873), et les récents travaux qu'elles ont fait naître, familiarisé comme on commence à l'être avec ce mode de traitement, nous pensons qu'il ne faut pas hésiter à y avoir recours; suivant la tolérance du malade, 2, 5, 10,15 millig. injectés dans le tissu cellulaire sous-cutané calment immédiatement la douleur et font cesser presque entièrement la crise.

La méthode hypodermique a dans ces cas un double avantage : 1° l'absorption est rapide, immédiate même ; 2° on n'a pas à craindre l'intolérance gastrique qui serait provoquée, si on administrait en ce moment une potion. Quelques auteurs, et M. Willemin en particulier, pensent que malgré ses avantages réels la morphine peut devenir la cause de vomissements quelquefois abondants et qu'il ne faut recourir aux injections qu'en présence de douleurs vives et prolongées. Cette réserve est peut-être exagérée ; à la seule condition de se souvenir qu'il y a des malades extrêmement susceptibles à l'action de cet alcaloïde, et de ne s'avancer qu'après avoir tâté le terrain, nous pensons qu'il n'y a pas besoin, pour l'employer, que les crises soient vives et prolongées.

Ce n'est pas à dire cependant que l'on doive accéder au désir de tout malade qui, connaissant les bons effets de la morphine demande à « être débarrassé » dès qu'il éprouve la moindre douleur. Le médecin doit être juge de l'opportunité, mais il ne doit pas hésiter trop longtemps, sous l'influence de craintes théoriques, à intervenir activement et directement contre la douleur, regardée comme un mal nécessaire puisqu'elle traduit les efforts « de la bonne nature » pour expulser le calcul.

Pujol s'est fait le premier l'interprète de cette défiance contre les narcotiques qu'il accusait de paralyser les tuyaux excréteurs et « d'enfermer le loup dans la bergerie. » Les auteurs du Dictionnaire ne parlent pas des injections de morphine (1868), et Sénac (1870) après avoir rapporté une remarquable observation semble n'indiquer ce remède que comme un moyen exceptionnel. Si on se rapporte à ce que nous avons dit au sujet de la pathogénie de l'accès, on verra que les narcotiques loin d'entraver la progression du calcul vers l'intestin la favorisent en diminuant la douleur. Déjà M. Bourdon (Comm. devenue l'origine de la discussion à la Soc. de thér.), s'était demandé si l'action de la morphine sur les vaso-moteurs n'a pas son analogue dans son action sur les canaux biliaires, d'où résulterait le passage plus facile du calcul. Cette opinion fut défendue par MM. C. Paul, Bordier, par MM. Dujardin-Beaumetz et Laborde, dont nous avons déjà cité plusieurs fois les intéressantes expériences à ce sujet. Toutefois ces auteurs nous paraissent attribuer une trop grande importance à l'action directe de la morphine sur les fibres musculaires. A la faible dose où elle est donnée il est peu probable qu'elle agisse sur les fibres musculaires lisses (Cf. Vulpian, Cours de la Fac., 1874), il est probable, au contraire, qu'elle agit surtout comme anesthésique.

En faisant cesser la cause douleur, elle fait disparaître secondairement son effet, le *spasme*. Mais la contraction *utile* des fibres musculaires persiste encore et contribue à chasser le cholélithe. Il ne serait pas à désirer que ces fibres fussent paralysées, car la *vis a tergo*, due à la bile dont nous admettons cependant l'influence (V. pathogénie de l'accès), serait trop faible sans doute pour chasser le calcul, ce liquide ayant plus de tendance à s'accumuler d'abord dans la vésicule avant de regorger contre le calcul (1).

(1) A ce sujet, disons qu'il serait possible que l'ictère calculeux. considéré comme type de l'ictère par obstruction, reconnut en partie pour cause, dans quelques cas une polycholie déterminée par l'irritation congestive du foie.

En général, une injection hypodermique suffit pour calmer la douleur, souvent le malade s'endort et la crise douloureuse est terminée.

Il n'est pas rare cependant, même quand le sommeil s'est produit, de la voir réapparaître aussitôt ou peu après le réveil, et d'être encore obligé d'avoir recours à la même médication.

La même chose se voit bien plus souvent après l'administration du chloroforme, qui a pu être donné avec quelque succès (Corlieu, 1856, Trousseau), contre l'accès de colique hépatique. Mais comme l'on ne pousse généralement pas la chloroformisation jusqu'à l'anethésie complète, le sommeil dure moins longtemps. La sensibilité revient bien plus vite après ces « inhalations à la reine. » que après une injection de morphine. Là se trouve, sans doute, la raison physiologique de l'efficacité moindre du chloroforme ; aussi croyons-nous, que sans compter les autres inconvénients de cet agent anesthésique, le chloroforme doit être réservé pour les cas exceptionnels, où la tolérance pour la morphine rendrait ce médicament impuissant, contre des crises douloureuses intenses. Le chloroforme peut être donné en potion et amener la guérison (Bouchut). Gubler, dans un cas où tous les remèdes avaient échoué, prescrivit 3 grammes de chloroforme dans 30 grammes de sirop simple avec mucilage de gomme adragante, après trois cuillerées à café la malade fut calmée.

L'association de la morphine et de l'hydrate de chloral a fourni aussi d'excellents résultats (Pichler (1), Laborde), meilleurs même que ceux de l'injection hypodermique isolée, mais on ne peut songer à donner l'hydrate de chloral que quand l'estomac est capable de le supporter : nous conseillerions d'y avoir recours avant d'employer le chloroforme.

Après ces principaux anesthésiques il faut citer l'opium, la belladone ; celle-ci peut être employée avec avantage, soit en frictions sur l'hypochondre, soit en ne suppositoire au momnet

(1) Allgemeine Wiener med. Zeitung (1873), cité in Jour. de Thér. 1874 p. 398.

même de l'accès : La formule suivante : Extrait de belladone, extrait d'opium ââ 2 centigrammes, beurre de cacao 2 grammes pour un suppositoire a donné de bons résultats aux Dr Charrier et Sénac.

Les bains et les anesthésiques sont donc les deux principaux agents avec lesquels on doit combattre la douleur pendant l'accès. Parmi les moyens adjuvants, nous avons déjà signalé les suppositoires et les frictions belladonées, citons encore les fomentations chaudes, les cataplasmes, ou au contraire les révulsifs appliqués sur l'hypochondre, ou même une petite saignée locale (ventouses scarifiées, sangsues). Bricheteau a quelquefois obtenu de bons effets de l'application d'une vessie de glace sur cette région. Enfin il est encore un moyen, recommandé par Pujol, et qui bien que très incertain, peut être employé sans inconvénient, c'est le massage de la région hépatique (elle a donné un succès à Willemin). Barth a préconisé dans le même but les douches sur la région de la vésicule : il croyait même que l'on pouvait obtenir par ce procédé la fragmentation des calculs.

Hall, de Philadelphie, (1821), avait préconisé l'électrisation de la vésicule, moyen destiné comme les deux précédents à favoriser la progression du calcul : On a tenté en vain, il y a quelques années, de remettre en honneur, ce procédé qui peut au contraire entraîner des inconvénients.

Les anciens auteurs conseillaient les purgatifs au moment de l'accès. Cette pratique est aujourd'hui abandonné, et, on les donne plutôt après l'accès, afin de balayer *la lie de la maladie* selon l'expression populaire rapportée par Graves. Il en est de même pour les lavements (lav. de tabac etc.); cependant on pourrait donner avec avantage des lavements laudanisés dans le cas ou l'on ne serait pas en mesure de faire une injection de morphine.

Aujourd'hui que l'on possède des agents aussi précieux que la morphine et le chloral nous ne faisons que signaler les procédés énergiques, consistant à provoquer la syncope par la saignée ou les vomissements afin d'obtenir le dégagement des cholélithes ; ils n'ont plus qu'un intérêt historique.

Tels sont les moyens, qui servent à combattre la douleur, et qui bien souvent en faisant cesser la crise empêchent les complications de se produire; quand celles-ci se montrent (syncope, vomissements, congestions pulmonaires) on les combattra par les moyens habituels ; le traitement de l'asystolie aiguë, due à la colique hépatique, n'entraine pas d'indications spéciales : elle cesse en même temps que la crise.

Dans le cas de paralysie réflexe rapporté par Trousseau et Peter, l'électrisation avait donné de bons résultats.

II. *Traitement après l'accès.*— *Prophylaxie.*— Quand l'accident aigu a disparu, il faut encore surveiller le malade pendant quelques jours ; on peut alors avoir recours aux purgatifs Si le malade est nerveux impressionnable, si l'on craint que le purgatif puisse amener des accidents analogues à ceux qui viennent d'éclater, il vaut mieux attendre 2 ou 3 jours. Les purgatifs employés de préférence dans ce cas, sont le calomel, le sulfate de soude, l'eau de Pullna, l'huile de ricin : Il est nécessaire en outre de recommander au malade une hygiène alimentaire et générale sévères.

Après la crise douloureuse, on peut encore donner, si le calcul n'est pas expulsé, des *lithontriptiques* destinés à obtenir sa dissolution et à faciliter ainsi son passage dans l'intestin, ainsi que celui des autres calculs restés dans les voies biliaires.

Le fameux *remède de Durande* était, avant que fût généralisé l'emploi de la morphine, le principal médicament employé contre les accès. Il était composé de 2 parties d'essence de térébenthine et de trois parties d'éther sulfurique. Longtemps considéré comme spécifique, ce mélange commence a céder la place aux anesthésiques. Aujourd'hui, si l'on ne pense plus qu'il fournisse le moyen de dissoudre chimiquement les pierres dans la vésicule, si la théorie a changé, dans la pratique, cependant on n'a pas renoncé à le prescrire. L'éther, d'après l'opinion maintenant reçue, jouerait le rôle d'un anesthésique, et la térébenthine agirait en modifiant la sécrétion biliaire. L'usage simultané des deux médicaments est donc parfaitement rationnel. Aussi M. le professeur Hardy (Clin. méd. de la Charité), conseille-t-il de continuer pendant plusieurs jours après l'accès l'administration de perles d'éther et de térébenthine. Cette manière de donner le remède de Durande est la seule employée aujourd'hui ; elle enlève à ce mélange un de ses principaux inconvénients en faisant disparaître son goût atroce, qui avait déjà porté plusieurs médecins à lui faire subir des modifications destinées à le rendre supportable.

La lithiase biliaire ne se traduit pas toujours par des accidents suraigus; nous savons que les troubles gastriques et digestifs chez les individus atteints de cholélithiase ne sont d'ordinaire autre chose que des accidents dus à cette affection. Ces troubles seront combattus surtout par le traitement général de la lithiase par la médication alcaline en particulier. On devra rechercher s'il n'existe pas en même temps, comme cela arrive souvent, une autre diathèse (goutte, lithiase urique), qui entre pour une part dans la production de ces troubles, et on la combattra par les moyens appropriés. Enfin, dans tous ces cas, il faut autant que possible essayer de prévenir le retour des accidents, et, à cet effet, c'est encore à la médication alcaline qu'il faut s'adresser (1).

Médication alcaline. — Elle constitue encore le principal moyen prophylactique du retour des accès dans la colique hépatique simple et dans ses formes frustes. Si nous n'avons fait que la signaler plus haut, c'est qu'elle ne doit pas être employée immédiatement contre les crises douloureuses aiguës et qu'il faut attendre que la rémission se soit produite avant d'y avoir recours.

(1) Une question intéressante, mais qui sort un peu de notre sujet, puisque nous n'avons à nous occuper que des accidents de la cholélithiase est celle de la pathogénie de cette maladie. Cette question a été abordée cette année d'une façon nouvelle et tout à fait remarquable par M. Bouchard (Cours de la Faculté). Ce professeur a montré que la lithiase biliaire doit être considérée comme un trouble, un arrêt de la nutrition générale, dont il a analysé les causes et indiqué les moyens préventifs.

La médication alcaline comprend l'administration des sels alcalins sous forme de boissons et de bains, mais surtout la cure hydrothermale dans une station qu'il importe de choisir avec soin. Le traitement par les eaux minérales, n'est pas applicable, en effet, à tous les cas, et il ne donne de bons résultats que s'il est bien dirigé. Nous ne nous arrêterons pas à discuter si ces eaux agissent directement comme lithontriptiques, ou si elles agissent en augmentant la sécrétion de la bile, et en la rendant apte à désagréger le calcul, puis à l'entraîner à l'état de sable : qu'il suffise de dire que c'est cette dernière opinion qui a prévalu aujourd'hui et que la médication alcaline ne s'adresse pas seulement au foie, mais modifie surtout la crase sanguine.

Quoi qu'il en soit, la cure hydrominérale est indiquée, en raison même de son action toute spéciale, non seulement comme prophylactique des crises douloureuses, mais encore comme traitement curatif dans l'ictère chronique. Pour faire cesser les accidents qui résultent de l'obstruction des canaux par la gravelle ou les calculs, il faut s'adresser, du moins dans le début, aux agents qui peuvent amener la dissolution des cholélithes, modifier la sécrétion de la bile, et réveiller l'activité des canaux excréteurs. Or c'est là, en résumé, l'effet de la médication thermale.

L'étude de cette partie du traitement a donc une importance qu'il est inutile de faire ressortir. Nous ne pouvons la discuter ici dans ses moindres détails, nous en donnerons seulement les indications principales. En France les eaux de Vichy, de Vals ; en Allemagne, celles de Carlsbad méritent leur réputation incontestée.

Les eaux de Vichy répondent à la plupart des indications. Sous leur influence, l'expulsion des calculs se trouve singulièrement facilitée ; quelquefois elle a lieu sans douleur, plus souvent au contraire, elle provoque les coliques hépatiques : il faut être prévenu de ce fait. Cependant, d'après Durand-Fardel, il est possible d'éviter cet inconvénient, si le traitement est judicieusement appliqué.

L'eau contrairement à une pratique ancienne ne doit être

donnée qu'à faible dose. Eclairé par une expérience de 30 ans, à Vichy, ce médecin distingué, prescrit les eaux habituellement à la dose de 120 gram. 4 fois par jour, quelquefois moins, rarement davantage et à peu près exclusivement la source de l'Hôpital. La *Grande Grille*, à laquelle on a l'habitude d'avoir recours, pour tout ce qui touche manifestement à l'appareil hépatique, ne doit être employée surtout au début qu'avec la plus grande circonspection, car elle donne lieu avec trop de facilité à l'excitation douloureuse de cet appareil (1).

Dans les cas ordinaire le traitement doit être un peu prolongé (30 à 40 jours) et il est prudent d'instituer une nouvelle cure, même dans les cas de guérison apparente. Quelques malades ont été définivement guéris après une seule cure. On consultera avec beaucoup d'intérêt, les stastistiques de M. Willemin sur ce sujet. Tous les calculeux cependant ne peuvent être envoyés à Vichy. Ces eaux d'une minéralisation très riche, sont trop actives pour les malades qui ont constamment le foie congestionné, douloureux, pour ceux qui n'ont pas encore présenté d'intermission complète dans les crises. Il faut alors s'adresser à des eaux moins excitantes. Vals, St-Nectaire, St-Alban, Pougues, Royat, Foncaude, Châtel-Guyon, Ems, etc, pourront dans ce cas être indiqués avec quelques chances de succès. Le Dr Debout à récemment préconisé les eaux de Contrexe ville.

Quant aux eaux de Carlsbad, elles possèdent, outre leurs propriétés alcalines, des propriétés laxatives, et donnent aussi d'excellents résultats, quand on est obligé d'avoir recours à cette propriété, la constipation étant un des accidents habituels de la cholélithiase ; elles ont cependant le défaut d'être trop actives, facilement exténuantes et de ne convenir qu'aux malades pour lesquels il faut mettre en jeu leur action altérante profonde.

La balnéation, est un des éléments importants de la cure

(1) Lettres médicales sur Vichy 1877, Soc. d'hydrol. Janv. 1878, passim. Voir aussi pour plus détails les traités spéciaux, et les ouvrages cités au commencement du chapitre.

hydrominérale. Les bains sont cependant moins employés à Carlsbad qu'à Vichy.

La médication thermale a cependant ses contre-indications; celles-ci ont été discutées et formulées avec beaucoup de prudence par M. Senac. En première ligne, ce médecin place les affections organiques du cœur, il n'hésite pas à affirmer que les 3/4 au moins des morts subites ou rapides que l'on observe à Vichy, ou immédiatement après le traitement sont dues à des affections cardiaques.

La tendance à l'anémie ou à la chlorose : La tendance déjà manifestée ou seulement indiquée à des affections congestives occupant des organes importants : Les affectious cérébrales graves, les affections cancéreuses et la scrofule intense, tels sont les états morbides qui contre-indiquent le traitement à Vichy-(Senac) et pouvons-nous ajouter dans toute station thermale.

Enfin, avant de finir ce qui est relatif à la médication thermale, nous devons ajouter qu'elle a des effets tardifs et que, bons ou mauvais, ceux-ci peuvent se faire sentir deux mois encore après que le malade a quitté la station (Senac).

III. *Angiocholite*. — *Fièvre intermittente*. — D'après ce qui précède,on voit ainsi que nous l'avons dit en commençant l'étude de la médication alcaline, que celle-ci convient parfaitement aux accidents dus à l'arrêt du calcul : les observations de Charcot, Frerichs,Henoch, montrent en effet, qu'elle est souvent le seul moyen de combattre avec succès la fièvre intermittente hépatique. Le sulfate de quinine, auquel on est toujours tenté d'avoir recours dès que l'on a affaire à des accidents fébriles intermittents, a presque toujours échoué.

La fièvre hépatique étant d'ordinaire symptomatique d'une irritation aiguë des voies biliaires pourra encore être combattue par les fomentations chaudes sur l'hypochondre, par les purgatifs par les révulsifs, appliqués sur l'hypochondre, par de petites saignées locales, mais quand il existe un ictère chronique marqué, il sera bon de s'abstenir de ce dernier moyen, car on a vu quelques cas de simple piqûre de sangsues, donner lieu à des hémorrhagies très inquiétantes à cause de la disposition spontanée de l'organisme aux hémorrhagies, à cette période de l'affection.

IV. *Troubles de nutrition.* — L'hygiène du malade, doit toujours être surveillée au point de vue alimentaire, même dans les cas simples, mais dans l'ictère chronique, quand les troubles de nutrition sont déjà avancés, une nécessité impérieuse du traitement est de régler l'alimentation du malade de manière à s'opposer à la cachexie d'origine biliaire qui fait chaque jour des progrès.

A la suite des remarquables leçons que nous avons signalées et qui nous ont été communiquées avec une obligeance, dont nous nous faisons un devoir de le remercier ici, M. le professeur Bouchard, a résumé les indications auxquelles donnent lieu ces troubles de nutrition de la façon suivante :

1° La bile n'arrivant plus dans l'intestin, l'action du suc pancréatique se trouve entravée ; le chyme acide arrivée de l'estomac, ne trouve pas un milieu alcalin favorable à l'absorption : pour faciliter alors l'absorption dans ces conditions vicieuses, il faut mêler à la nourriture du malade : des jaunes d'œuf qui contiennent les matières grasses déjà émulsionnées : le savon médicinal qui les contient à l'état de sel. On donnera des peptones comme aliment azoté dont l'assimilation est très facile, et pour neutraliser l'acidité du chyme, qui va passer dans l'intestin on donnera les alcalins (Eau de Vichy, bicarbonate de soude) 2 heures environ après les repas.

2° La bile résorbée, devient l'origine de troubles nombreux en s'accumulant dans le sang, il faut favoriser son élimination au moyen des diurétiques, en même temps soutenir le malade par le vin, le café.

3° Le foie ne forme plus de glycogène. On suppléera, autant qu'il est possible à l'absence de cette fonction en donnant au malade du miel, et du sucre de fruits, qui s'absorbent dans l'intestin, et peuvent être ensuite utilisés par l'économie.

Tous les moyens que nous venons d'indiquer peuvent

échouer, et le malade succombe dans le marasme ; d'autres fois au contraire, ce sont des accidents de péritonite dus à la rupture de la vésicule ou des canaux qui entraînent la mort ; nous avous déjà dit que dans ce cas il n'y avait à instituer que le traitement des symptômes. Mais avant que ces accidents éclatent, dans les cas de tumeur biliaire en particulier, il est possible d'intervenir par des moyens chirurgicaux; dont nous devons dire maintenant quelques mots.

Traitement chirurgical. Deux ordres d'accidents dus à la cholélithiase relèvent de l'intervention chirurgicale, ce sont : la tumeur biliaire simple ou suppurée, et les fistules.

I. *Tumeur biliaire.* — Dans les cas simples, quand il n'y a pas de phénomènes inflammatoires, on fera bien d'attendre, mais nous avons vu quand nous nous sommes occupé de cet accident, que la ponction exploratrice, surtout quand il y a des adhérences, n'offre pas de très grands dangers, qu'elle a fourni des succès à Frerichs à Dixon, et que l'on peut y avoir recours quand les révulsifs locaux ou généraux, et tous les antiphlogistiques ont échoué. La simple ponction, peut ne pas donner de résultats au point de vue du traitement et n'avoir eu que l'effet d'une ponction exploratrice : Si le malade continue à dépérir, si les accidents augmentent, on doit alors intervenir d'une façon plus hardie, et chercher a établir une fistule biliaire.

S'il n'y a pas eu d'accidents inflammatoires aigus, ou subaigus si la tumeur n'a pas évolué lentement d'une manière générale, on doit chercher d'abord à produire des adhérences au moyen des caustiques selon la méthode de Récamier.

Cependant on peut donner d'emblée la préférence à l'incision par le bistouri, quand existent les phénomènes très nets du phlegmon pariétal et péricholécystique, annonçant l'ouverture spontanée et prochaine de la tumeur. Si la fluctuation est manifeste, si les douleurs sont vives, si la fièvre est intense, il n'y a aucun avantage à attendre l'ouverture spontanée, ou à chercher à provoquer des adhérences qui existent certainement.

II. *Fistules.* — Que l'ouverture ait été spontanée ou chirurgicale, il faut alors traiter la *fistule* ainsi produite : Les premiers jours, il est bon de s'abstenir de toute exploration ou du moins de n'y procéder qu'avec la grande prudence. Les calculs et la bile peuvent être spontanément expulsés, et le rôle du chirurgien se borne alors aux pansements réguliers, en un mot au traitement de la plaie.

Si l'on ne voit point sortir de calculs, il faut d'abord s'assurer par l'exploration avec le stylet qu'il en existe réellement : puis, leur présence constatée chercher à les extraire, en agrandissant d'abord avec l'éponge préparée, avec la laminaire, ou même par des débridements prudents avec le bistouri.

On ne doit en effet exercer de traction sur le cholélithe qu'après s'être frayé une voie assez large jusqu'à lui. Si le calcul était trop volumineux on chercherait à le broyer, soit directement avec les pinces, soit à le fragmenter au moyen d'injections prudemment faites dans la poche ; celle-ci doit rester ouverte tant que l'on n'a pas acquis la certitude de l'issue complète de tous les calculs.

Les malades cependant se présentent quelquefois au médecin avec une fistule biliaire, déjà ancienne, ouverte spontanément, et qui n'a permis qu'une guérison relative ainsi que cela arrive d'ordinaire. Que faire dans ces cas ? Si le malade n'est que peu incommodé par cette fistule, s'il n'y a pas de phénomènes sérieux, il vaut mieux s'abstenir de toute opération ; mais si la santé diminue sous l'influence de la suppuration continue, si l'hecticité menace de s'établir, si l'exploration par le stylet faite avec toute la prudence exigée a permis de sentir des calculs, on est alors autorisé à dilater les trajets et à extraire les calculs en opérant comme nous l'avons indiqué plus haut.

Cette méthode a fourni récemment un remarquable succès à M. Th. Anger qui a retiré, de la vésicule d'une de ses clientes, plus d'une centaine de calculs, dont nous avons pu voir un grand nombre présentés par ce chirurgien dans une séance de la Société clinique.

Kocher de Berne a publié (octobre 1878, An. in R. S. Med. XIV, 1879), la relation d'un succès analogue obtenu après l'incision d'une tumeur biliaire du volume d'une tête d'adulte et d'où s'écoulèrent 43 calculs et une grande quantité de bile.

Ces résultats montrent combien étaient sages les paroles suivantes de J.-L. Petit : « ce que j'en ai dit est suffisant pour modérer l'ardeur des jeunes gens qui veulent toujours couper, mais aussi ne faut-il pas qu'une timidité mal entendue leur fasse manquer l'occasion d'opérer. » Elles peuvent être citées aujourd'hui encore pour résumer les préceptes de l'intervention chirurgicale.

TABLE

MIGRATION HORS DES VOIES NATURELLES.

TRAITEMENT.

Paris. — A. PARENT, imp. de la Faculté de Médecine, r. M.-le-Prince, 29-31.

BEALE. — **De l'Urine, des dépôts** [illegible] position chimique, de leurs caractères [illegible] indications thérapeutiques qu'ils fournissent dans [illegible] dies. Traduit par Auguste Ollivier et [illegible] avec 136 figures.

BOYMOND. — **De l'Urée.** Physiologie, clinique, [illegible] 167 pages.

DELEFOSSE. — **Procédés pratiques pour l'an**[illegible] dépôts et des calculs urinaires. *Deuxième édition*, [illegible] 200 pages avec 18 pl., comprenant 72 figures.

FAUCONNEAU-DUFRESNE. — **La bile** [illegible] 1 vol. in-4, 450 pages.

FRERICHS. — **Traité pratique des maladies du foie** [illegible] **biliaires**, traduit de l'allemand par les docteurs Duménil [illegible] *sième édition*. Paris, 1877, 1 vol. in-8 de xvi-896 pages avec [illegible]

HANOT. — **Étude sur une forme de Cirrhose hyp**[illegible] **foie.** Paris, 1876, in-8 de 155 pages avec 1 planche.

LAVERAN et TEISSIER. — **Nouveaux éléments de pathologie** [illegible] **clinique médicales**, par A. Laveran, professeur agrégé à l'École de [illegible] decine militaire du Val-de-Grâce, et J. Teissier, professeur agrégé à la Fa[illegible] culté de médecine de Lyon. Paris, 1880, 2 vol. petit in-8 avec [illegible] dans le texte.

LEREBOULLET. — Mémoire sur la **Structure interne du foie** [illegible] nature de l'altération connue sous le nom de foie gras. Paris, [illegible] 4 planches col.

LEUDET. — **Clinique médicale** de l'Hôtel-Dieu de Rouen. 1874, [illegible] de 650 pages.

LORAIN. — **De l'albuminurie.** Paris, 1860, in-8.

NOTHNAGEL et ROSSBACH. — **Nouveaux éléments de matière médi**[illegible] **cale et de thérapeutique.** Exposé de l'action physiologique et [illegible] tique des médicaments, par les professeurs Nothnagel et Rossbach, [illegible] de l'allemand par le Dr Jules Alquier, 1880, in-8 de 860 pages.

ROBIN (Albert). — **Essai d'urologie clinique.** La fièvre typhoïde [illegible] 1877, 1 vol. gr. in-8, 264 pages.

STRAUS. — **Des ictères chroniques**, par le Dr Isidore Straus [illegible] des hôpitaux. Paris, 1878, in-8, 176 pages.

TEISSIER. — **Du diabète phosphatique.** Paris, 1877, in-8 [illegible] tableau.

THOMPSON. — **Traité pratique des maladies des voies urinaires**, par Sir Henry Thompson, professeur de clinique chirurgicale à [illegible] University College Hospital, membre correspondant de la [illegible] de Paris. Traduit avec l'autorisation de l'auteur et annoté [illegible] prosecteur de la Faculté de médecine, suivi des **Leçons** [illegible] **maladies des voies urinaires**, professées à l'University [illegible] traduites par le Dr Le Juge, 2e édition, 1880, 1 vol. gr. in-8 [illegible] avec 280 figures. Cartonné.

TROUSSEAU. — **Clinique médicale de l'Hôtel-Dieu** [illegible] quième édition, par le Dr Michel Peter, Paris, [illegible] 2616 pages, avec un portrait gravé de l'auteur. [illegible]

Paris.— A. Parent, imprimeur de la Faculté de [illegible]

www.ingramcontent.com/pod-product-compliance
Ingram Content Group UK Ltd.
Pitfield, Milton Keynes, MK11 3LW, UK
UKHW020602180726
13838UKWH00001B/380

9 782329 130767